AF247753

À Monsieur Paul Brodard

hommage de l'auteur

Élie Goubert

ESSAI

DE

PHYSIOLOGIE GÉNÉRALE

ESSAI

DE

PHYSIOLOGIE GÉNÉRALE

APPLIQUÉE

A L'ÉTUDE DE LA VIE ET DE LA MORT

PAR

Le Dr Élie GOUBERT

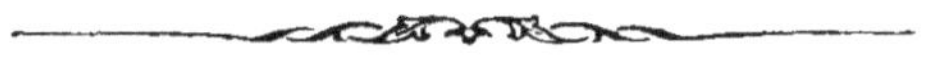

PARIS

G. MASSON, ÉDITEUR

LIBRAIRE DE L'ACADÉMIE DE MÉDECINE

120, BOULEVARD SAINT-GERMAIN, EN FACE DE L'ÉCOLE DE MÉDECINE

—

1879

AVANT-PROPOS

Bien qu'en ne s'appuyant que sur les connaissances acquises, sur les propriétés et la fonction des éléments anatomiques, des tissus, des organes, sur le but du fonctionnement des appareils, etc., bien qu'en assignant à chaque élément seulement la part qui lui revient, etc., chercher à établir une théorie de la vie sans donner au système nerveux un rôle prépondérant, réagir ainsi contre la tendance nouvelle à attribuer tout phénomène vital à ce système, est s'exposer aujourd'hui à de bien grosses critiques, — si toutefois il s'est trouvé un lecteur assez indépendant pour prendre la peine de jeter les yeux sur votre manière de voir. Mais c'est le propre de notre profession de penser à faire profiter autrui de tout travail qui nous a paru de quelque utilité pour tous.

Qu'il y ait jugement et jugement, et que parfois les

meilleures intentions puissent, à tort ou à raison, se tourner contre celui qui en fait montre, la plus précieuse récompense, dans l'espèce, est encore celle de pouvoir se dire n'avoir agi dans aucun autre but spéculatif que son seul amour pour la vérité scientifique.

La première partie est consacrée à l'étude de la vie ; nous posons tout d'abord une proposition de laquelle, à notre point de vue, découlent tous les phénomènes vitaux ; c'est cette proposition, applicable tant à l'espèce humaine qu'à toute la série animale, que nous cherchons à démontrer dans toute cette partie, en passant successivement en revue le rôle et les propriétés des éléments anatomiques, des tissus, des organes, en insistant sur le rôle des milieux surtout au moment de la fécondation et au moment du développement de l'embryon, en insistant sur le rôle du milieu intérieur chez tous les animaux supérieurs comme chez les animaux inférieurs; le système nerveux occupe dans cette étude la plus grande place ; nous en faisons un chapitre spécial, sous forme d'argumentation ou de justification, à la suite du paragraphe consacré aux éléments anatomiques. Dans nos dernières pages de cette première partie, nous résumons notre manière de voir, laquelle est discutée plus particulièrement après le paragraphe des éléments anatomiques.

La deuxième partie, celle de l'étude de la mort, a pour introduction toutes les pages précédentes; c'est cette même proposition énoncée en tête de la première partie qui sert de base à cette étude.

Dans toutes ces pages, nous n'avons pas ménagé notre personnalité. Partout où des questions controversées se présentaient, nous n'avons pas craint de discuter toutes les opinions et de faire pressentir la nôtre; nous avons même cherché à n'omettre aucun sujet de physiologie encore obscur, pour provoquer sa discussion. Nous estimons en effet que, si rééditer les opinions des auteurs sans se prononcer est prudent et sert fort les intérêts de l'écrivain, rien n'est plus inutile, puisque personne n'en tire profit.

Nous adressant à des médecins, nous n'avons pas cru devoir entrer dans l'explication des phénomènes connus de tous; cependant nous nous sommes attaché à traiter avec le plus de netteté possible les parties qui auraient offert quelques difficultés pour le jeune étudiant; celui-ci trouvera même dans ce petit ouvrage l'occasion, souvent rare, de se mettre au courant des travaux les plus récents.

..... Et si l'on nous demande quelle nécessité il y a

maintenant de vouloir établir un système de la vie et de la mort, surtout après l'immortel ouvrage de Bichat (1800), nous répondrons que le champ de nos connaissances s'est suffisamment agrandi depuis trois quarts de siècle et notamment depuis vingt-cinq ans, grâce à l'illustre Claude Bernard et à ses émules, pour qu'on puisse, tout en restant pénétré de respect pour ces grands noms, se préoccuper aujourd'hui de tirer des faits acquis les déductions qu'ils nous paraissent comporter.

Terminons cet avant-propos en disant que si jamais travail dut réclamer de l'indulgence, aucun, en raison du sujet qu'il traite, n'en a ressenti le besoin comme le nôtre.

ESSAI

DE

PHYSIOLOGIE GÉNÉRALE

DE LA VIE

La vie, étant donnée l'intégrité de l'organisme, n'est possible qu'à ces trois conditions et à ces conditions seules : pour la même espèce d'êtres animaux vivants et pour le même âge, le sang [1] doit être de *quantité*, de *qualité* toujours identiques et doit *circuler* avec une même vitesse.

Qualité, quantité, circulation du sang, telles sont les causes des phénomènes vitaux. L'organisme parût-il indemne de lésion, la suppression d'une de ces propriétés du sang, lesquelles sont liées d'une façon indissoluble, détermine la mort de l'être, et la vie ne peut disparaître par d'autres procédés.

La charpente organique peut laisser à désirer dans sa perfectibilité de forme, dans son développement, mais le sang jamais. L'élément anatomique, le tissu,

---

1. Ou la substance qui le remplace chez les animaux inférieurs ; voyez page 35.

l'organe n'est vivant et susceptible de manifester du fonctionnement que parce que le sang qui l'imprègne a une composition chimique déterminée (*qualité*), qu'il se renouvelle (*circulation*), et que sa *quantité* est toujours la même.

Pour que le sang ait sa qualité, il faut qu'il soit oxygéné, qu'il contienne les matériaux nourriciers de la substance organique et puisse se débarrasser des produits résultant du contact du sang avec les éléments anatomiques. La propriété de qualité du sang implique donc l'existence de l'appareil respiratoire et des appareils digestif et sécrétoire.

La propriété de quantité implique l'existence d'un appareil fermé, l'appareil vasculaire, de même que le concours des appareils digestif et sécrétoire.

La propriété de circulation implique l'existence de l'appareil vasculaire, vaisseaux et cœur.

Le sang ne peut varier dans son mouvement, dans sa quantité, dans sa composition (qualité) que dans des limites restreintes et bien déterminées.

Ces appareils respiratoire, circulatoire, digestif et sécrétoire[1], tout en ayant individuellement un mode de travail spécial, tout en restant constamment indépendants les uns des autres[2], concourent donc à un

---

1. Voir le paragraphe que nous leur consacrons, pages 65 et suivantes.

2. Quelques rapports de subordination sembleraient exister entre partie d'un appareil et l'appareil voisin; tels sont les rapports de subordination du cœur à la respiration, à l'exercice musculaire, etc.; mais si chaque organe dans un appareil est forcément subordonné pour la fonction à l'ensemble des organes de l'appareil, exemple : subordination du cœur à la circulation, il n'en est plus de même pour l'appareil lui-même : pris isolément, les appareils peuvent se passer

même et seul but : celui de permettre au sang d'être dans un état toujours identique (quantité, composition, mouvement). C'est là la résultante obligée de toutes les fonctions organiques.

Ces mêmes appareils, n'ayant pas un autre rôle que celui-là, étant individuellement subordonnés au sang, comme ils sont reliés invariablement par lui, leur solidarité n'existant que par lui, on ne peut nous refuser d'appeler ces appareils, qui constituent à eux quatre la vie organique, les *machines du sang.*

Mais qui donne le fonctionnement à ces appareils?

Est-ce le système nerveux? — Tout appareil ne peut être envisagé que muni de ses nerfs, c'est-à-dire des nerfs de chacun des organes, des tissus qui constituent l'appareil et des nerfs qui relient chacun de ces organes; or l'élément nerveux fait partie intégrante de l'appareil et ne peut pas plus être distrait de la substance de ses organes qu'on ne peut leur distraire l'élément cellulaire, musculaire, etc. ; de plus, l'élément nerveux de tel appareil appartient exclusivement à cet appareil; il est incapable d'agir sur aucun autre ou sur des organes

de tous ces auxiliaires dont l'action est purement accessoire et temporaire et dans la plupart des cas n'a lieu qu'à l'état morbide. D'autre part, ce qu'on appelle les sympathies entre organes (exemples : utérus, cœur, estomac) n'a pas lieu normalement et est exceptionnel dans un seul état physiologique, la grossesse. Nous ne pouvons donc pas être arrêté par ces quelques considérations; dans un sujet d'ensemble, de généralisation, on ne peut en tenir compte. — Cette division de l'organisme en appareils distincts, parfaitement justifiée du reste, a surtout pour but, tout en nous permettant d'apporter notre contingent à l'étude de la vie, de servir d'introduction à l'étude du mécanisme de la mort.

d'aucun autre, incapable d'être compris avec des nerfs d'autres appareils dans n'importe quel nouveau mode d'action [1] : l'élément nerveux a pour seul rôle celui de l'appareil auquel il appartient et ne peut en avoir un autre ; il contribue par ses propriétés *pour une part* dans l'usage de chacun des organes de l'appareil, dont la fonction est l'ensemble de ces usages. L'élément nerveux dans chaque appareil forme donc un système complet, ayant ses foyers, ses origines, ses terminaisons propres, possédant toutes les propriétés nerveuses sans avoir besoin d'en emprunter à d'autres centres nerveux ou à des nerfs voisins.

Ainsi l'appareil respiratoire aura pour département nerveux tous les nerfs ou filets de nerfs se distribuant aux parties qui constituent cet appareil, lesquelles parties sont les suivantes : squelette de la cage thoracique (formé en arrière par la portion dorsale de la colonne vertébrale [2], en avant par le sternum et sur les côtés par les côtes), — muscles élévateurs de cette cage (muscles intercostaux externes, surcostaux, scalènes, petits dentelés postérieur et supérieur, cervical descendant; sous-clavier [3], grand dentelé, grand pectoral, petit pectoral, grand dorsal; sterno-cléido-mastoïdien; trapèze, rhomboïde, angulaire de l'omoplate, splénius, les complexus, grands et petits droits

---

1. Nous parlons des appareils de la vie organique; on verra plus loin ce que nous pensons des éléments nerveux de la vie de relation.

2. La colonne vertébrale ne prend pas part à l'acte de la respiration, mais elle sert de point d'appui aux côtes et donne insertion à des muscles élévateurs et abaisseurs de la cage thoracique.

3. Les muscles suivants, y compris le sous-clavier, n'agissent guère que dans les mouvements profonds de la respiration; ils n'ont pas, comme les précédents, d'insertions fixes à la colonne vertébrale, mais prennent leurs points d'attache sur des os, tels que la clavicule, l'omoplate, l'humérus, lesquels doivent être préalablement fixés pour que ces muscles puissent avoir une action efficace.

postérieurs de la tête) [1], — le diaphragme, — le poumon, — la plèvre, — les voies parcourues par l'air (fosses nasales, bouche, pharynx, larynx, trachée, bronches), — les muscles expirateurs (muscles intercostaux internes, carré des lombes, sous-costaux, triangulaire du sternum, etc.) [2]. Leurs éléments nerveux sont des nerfs de l'axe spinal, partant à des hauteurs diverses, et plus particulièrement des paires cervicales et des paires dorsales (muscles inspirateurs et expirateurs), des nerfs du plexus cervical [diaphragme (nerf phrénique), scalènes, grand dentelé, sterno-mastoïdien, trapèze, rhomboïde, angulaire de l'omoplate], les branches collatérales du plexus brachial (scalènes, grand dentelé, trapèze, rhomboïde, angulaire de l'omoplate, sous-clavier, grands et petits pectoraux, grand dorsal), des paires dorsales (intercostaux, sur et sous-costaux, grands et petits dentelés postérieurs, etc.); des branches du pneumogastrique y compris la branche interne du spinal (sensibilité à la glotte, à la trachée, aux poumons, mouvement à la glotte, aux fibres musculaires de la trachée et des bronches), des branches du grand sympathique, le plexus pulmonaire.

Tous ces nerfs, d'origine en apparence si distincte et de trajets si divers, ne forment pourtant qu'un seul et même département nerveux, dont la masse centrale comprend partie de l'épaisseur de la moelle (surtout de la moelle cervicale et de la moelle dorsale dans sa partie supérieure), département indépendant de tous les autres, ne fonctionnant que pour un seul but et ne relevant même pas des parties médullaires et encéphaliques qui lui sont contiguës.

On poursuivrait de même pour les autres appareils.

Nous exposerons plus loin (p. 39-64) les raisons qui nous guident; disons seulement qu'il est toujours possible, en envisageant un appareil dans toutes ses parties, de considérer chacune de ces parties comme spéciale à cet appareil ; car tout filet de nerf se distribuant à tel organe ou partie d'organe reste dans sa gaîne constamment distinct des filets du nerf qui le fournit,

---

1. Tous ces muscles, à partir du trapèze, agissent dans les fortes inspirations pour maintenir la fixité des pièces osseuses sur lesquelles les muscles réellement élévateurs viennent s'insérer.

2. Voyez *Appareil de la respiration*, page 76.

et si ce filet est différent d'action des autres filets il a une origine distincte comme il a une terminaison distincte, car tout
muscle jouissant d'une double action ne peut remplir chacune
de ces actions que dans une disposition déterminée de ses
fibres; telle action réclame telle position et celle-là seule, et, à
moins que le travail aboutissant à une de ces actions ne soit
passif, ne s'obtienne mécaniquement par le concours d'autres
muscles de la fonction, pour chacune de ces actions il faudra
des fibres musculaires distinctes et conséquemment des filets
nerveux distincts; on pourra donc, par la pensée, à cause de
son rôle, séparer ce muscle en deux parties, si chacune appartient à un appareil différent [1]. Remarquez, d'autre part, que
tout nerf desservant par ses filets plusieurs appareils (exemple le
pneumogastrique) n'a d'anastomose et ne forme plexus qu'avec
les nerfs devant se distribuer aux organes de ces appareils; que
dans les anastomoses il y a simplement juxtaposition des filaments qui arrivent de deux points différents ; que dans les
plexus l'échange de cordons, de branches, de filaments ne
laisse pas moins chacun d'eux indépendants les uns des
autres; etc. ; que tout appareil a des centres nerveux dans lesquels se rendent les origines des nerfs des appareils, et que
ces centres sont indépendants les uns des autres, etc.

Tout appareil a donc son système nerveux spécial et, comme
nous le verrons, indépendant du reste des éléments nerveux
répandus dans l'économie; il n'y a pas jusqu'à l'appareil vascu-

---

1. C'est répondre ainsi à l'objection : que dans l'appareil de la
respiration prennent part au fonctionnement de cet appareil des
muscles qui jouent également un rôle dans la vie de relation, rôle
très-secondaire pour les phénomènes respiratoires et ne se produisant
que quand ceux-ci sont exagérés.

On nous objectera aussi que les fosses nasales, la bouche, le pharynx, appartiennent également à l'appareil digestif; que ces orifices,
ces muqueuses communes ne peuvent permettre d'établir catégoriquement des démarcations entre chaque appareil; nous répondrons
que notre théorie procède par vues d'ensemble et surtout par voie
physiologique, que des orifices ne représentent pas des organes, et
*que les mouvements que doivent opérer ces conduits pour le phénomène
de la digestion, de la déglutition notamment, n'ont rien à voir avec
les phénomènes de la respiration; les deux actes s'exécutent isolément et
sans que l'un prête son concours à l'autre; du reste, à chaque acte
correspond un mode d'innervation particulier.*

laire qui n'ait son système nerveux à lui, ces vaso-moteurs
grâce auxquels le mouvement du sang peut subir transitoire-
ment et par places des modifications dans sa vitesse sans que
le système nerveux moteur des mouvements musculaires y
participe. Il en est de même pour les autres tissus constituant
l'appareil, lesquels peuvent être envisagés comme y formant
autant de systèmes spéciaux (systèmes musculaire, cellulaire,
cartilagineux [1], muqueux, séreux, glandulaire, cutané [2], *vasculaire* et, se rattachant à ce dernier, lymphatique). Nous écri-
vons bien vasculaire, car l'appareil vasculaire peut être envisagé dans son ensemble et ainsi distrait des organes auxquels
il se distribue, comme il peut être envisagé dans ses distributions ; c'est pour cet appareil la seule exception que présente
notre système ; cette exception est justifiée par le rôle spécial
du liquide sanguin. Mais aucun autre appareil ne peut être
réparti de cette façon avec un rôle physiologique identique
dans tous les organes de l'économie, ne peut former à la fois
un appareil distinct et avoir ses parties distribuées dans tous
les organes des appareils. Pas plus que les autres tissus, le
tissu nerveux ne peut être envisagé comme système général ;
il ne le peut, comme les autres, qu'au point de vue histologi-
que, ainsi qu'on embrasse tous les éléments de même texture
sous le nom générique de système (système osseux, musculaire), mais jamais on ne devrait dire, au point de vue physiologique, au point de vue du rôle, système nerveux dans l'ac-
ception qu'on prête à cette expression. De plus, ces éléments
nerveux ne peuvent former un appareil spécial dans l'économie,
lequel relierait tous ces éléments entre eux ; ils sont répartis
dans tous les appareils comme éléments anatomiques contri-

---

1. Le système osseux qui paraît appartenir en tant que charpente
à presque tous les appareils ne relève comme rôle physiologique,
comme levier, que du seul appareil locomoteur ; si des muscles de
l'appareil respiratoire s'y insèrent et semblent le comprendre dans
leur action, la part qu'il y prend est toute négative quant au travail
produit ; nous faisons une exception pour le squelette de la cage thoracique qui doit être rangé parmi les organes de l'appareil respiratoire.

2. Nous chercherons à établir que toutes les surfaces cutanées relè-
vent des appareils de la vie animale et surtout de l'appareil locomoteur, comme étant le point de départ des incitations qui forment les
actes réflexes.

buant à la constitution des organes et pas autrement. Quant à l'appareil encéphalique, c'est-à-dire les hémisphères cérébraux (non compris les ganglions cérébraux qui appartiennent à la moelle allongée), il forme appareil distinct du reste des éléments nerveux des appareils et n'a de commun avec certains de ces éléments (cellules ganglionnaires, médullaires, ganglions du grand sympathique) que la texture. C'est la netteté de ces distinctions, que nous développerons plus loin, qui fera la force de notre système.

Pas plus que la substance hépatique, pas plus que la substance pulmonaire, qu'aucune substance, qu'aucun tissu, l'élément nerveux n'a un rôle prépondérant soit sur l'ensemble des organes de l'économie si on le considère dans sa totalité, soit sur les organes d'un appareil si on le répartit en départements (voir p. 39 à 92). Il ne puise pas plus sa manière d'être en lui-même ou dans un ou des centres d'essence nerveuse spéciale, qu'une de ses parties a le pouvoir d'agir sur plusieurs appareils de la vie organique. Le tissu nerveux est comme tous les autres tissus de l'organisme le tributaire du sang, jouissant des trois propriétés mentionnées ; il ne peut se passer du sang pour manifester son mode d'action ; c'est le sang qui le lui donne ; sans lui, sans son influence de contact et le résultat de ce contact, le tissu nerveux reste matière inerte au même titre que tout autre tissu privé de sang : la mort de l'être n'a rien changé dans sa texture, dans sa structure ; on le retrouve sur le cadavre tel qu'il était sur le vivant. Ne pouvant rien par lui seul sur les phénomènes vitaux, le tissu nerveux ne peut également rien à lui seul sur leur cessation, et le paragraphe *Mort* nous le confirmera.

Sont-ce les éléments anatomiques qui donnent le fonctionnement aux appareils de la vie organique ?

Les éléments anatomiques se nourrissent, s'accroissent et se reproduisent : telle est la loi commune à toute particule organique vivante. — A ce point de vue, l'élément anatomique représente un être doué d'une vie propre, et tous les éléments anatomiques peuvent être envisagés comme autant de vies partielles dans l'organisme vivant [1]. — La seule différence pour des éléments

[1]. « Tout élément vit et se nourrit. » Cette proposition, qu'on n'applique généralement qu'à l'élément musculaire, paraît étrange étendue à tous les éléments anatomiques. Mais qu'on se rappelle que tous ces éléments dérivent de mêmes cellules dont l'enveloppe seule change de forme, suivant l'espèce d'éléments, le contenu (protoplasma, etc.) restant le même ; qu'on se rappelle aussi que le milieu intérieur, le sang, est pour tous généralement identique de composition, et que tous les éléments sont dans un état constant d'hydrastation ou demi solidité, entretenu par le sang, par les liquides du sang (et les blastèmes, qui tout en provenant de la nutrition des éléments ne pourraient pourtant pas exister sans le sang, n'en dérivent pas moins du sang) qui les baignent. — Tout élément vit ; est-ce à dire qu'il respire ? L'élément par lui-même ne respire pas ; c'est le liquide qui le baigne et l'imbibe, liquide de provenance sanguine, qui respire pour lui, qui absorbe l'oxygène et rend de l'acide carbonique : la nutrition de l'élément résulte de cette macération ; il n'y a dans l'économie qu'un élément qui puisse absorber directement de l'oxygène : c'est l'hématie ; le plasma du sang peut aussi en *dissoudre* une petite quantité ; c'est grâce à des combinaisons chimiques ultérieures dont est le siége l'élément anatomique que l'oxygène est fixé dans l'élément ; mais ces combinaisons, différentes pour chaque espèce d'éléments, ne peuvent être considérées comme les agents immédiats de l'absorption de l'oxygène ; quant à l'élimination de l'acide carbonique, résultat de l'assimilation des apports du sang, c'est encore le liquide de l'élément qui est chargé de le condenser pour le rendre au courant sanguin.

« Tout élément anatomique se reproduit. » Pour beaucoup de

de nature distincte est dans le plus ou moins d'activité
avec laquelle tel ou tel élément satisfait à cette loi.
Outre ces propriétés d'ordre organique ou vital, les éléments anatomiques ont des propriétés spéciales à chacun d'eux selon qu'ils sont sous forme de cellules, ou
spéciales à toutes celles qui sont à l'état de fibres ou de
tubes, si l'on en excepte toutefois l'élément nerveux et
l'élément musculaire, doués l'un et l'autre de propriétés
particulières ; et ces propriétés spéciales, également

monde, la proposition s'appliquerait seulement aux cellules embryonnaires et aux cellules épithéliales ; c'est une erreur. Sans doute les
éléments formés de fibres doivent vraisemblablement, pour se renou-
veler, être primitivement cellules embryonnaires, mais c'est le protoplasma qui fait la rénovation, et, comme nous le disions, tous les
éléments en sont pourvus, se ressemblent quant à leur contenu.

La rénovation suppose la mort ultérieure des éléments qui ont
satisfait à leur fonction et donné naissance à des éléments semblables : tout ce qui vit, meurt, telle est la loi commune. La vie de
l'animal est généralement d'une durée proportionnée à la compli-
cation de son organisation ; de même, en raison de la rénovation
incessante des parties élémentaires de l'organisme élevé, reproduction en petit de la vie de l'animal, les cellules vivantes sont-elles
vouées, *leur rôle accompli*, à une mort prochaine. Or, de tous les éléments anatomiques, la cellule épithéliale est la seule dont l'activité
fonctionnelle (manifestation des propriétés spéciales) est assez grande
pour n'avoir qu'une vie éphémère. Elle meurt par le fait même de
cette activité, de la rapidité de sa reproduction, — devant faire place
aux jeunes pour permettre à celles-ci de se trouver en contact avec
les sources de la vie (le sang oxygéné). La mort pour la cellule épithéliale se fait par la liquéfaction de toutes ses parties, contenu et
enveloppe (de son enveloppe seule, dit Ranvier), ce qui constituera
la substance de la sécrétion, ou par dessèchement, raccornissement
de ses parties et leur réduction en poussière, le furfur épidermique.
Les autres éléments anatomiques meurent quand ils en arrivent à
faire eux-mêmes les frais des oxydations dont ils sont le siége ; dans
ce cas, ils sont détruits dans l'économie. Quelques éléments anatomiques paraissent fournir une plus longue carrière ; mais on peut dire,
en thèse générale, que tout élément qui est l'objet d'une grande activité fonctionnelle et par suite d'une reproduction incessante se détruit
très-rapidement. — La cellule qui change de forme pour constituer
un nouvel élément (cellule embryonnaire devenant fibre, tube) ne
peut être dite morte.

d'ordre organique ou vital, dépendent comme les premières de l'état de vie de l'élément, c'est-à-dire de sa composition chimique, laquelle est donnée par le sang. — Les éléments anatomiques jouissent encore de propriétés d'ordres mécanique, physique et chimique (ténacité, élasticité, compressibilité, hygrométricité, etc.).

Les éléments anatomiques se répartissent ainsi : 1° ceux qui dérivent directement du vitellus (protoplasma) segmenté et dont la forme reste sensiblement cellulaire dans l'organisme développé ; ceux-là ont des propriétés spéciales, particulières à chaque espèce d'éléments et toujours indépendantes de celles des éléments voisins ; disposés en tissus, ces éléments conservent intégralement leurs propriétés spéciales ; 2° ceux qui ne conservent pas leur forme primitive de cellules.

Dans les premiers, on trouve : 1° *a*. Les *cellules épithéliales*. On sait qu'avec la segmentation du vitellus apparaît dans la membrane enveloppante ou zone pellucide de l'ovule fécondé un grand nombre de cellules ; celles-ci viennent se ranger à la périphérie de cet ovule pour y former une membrane d'abord unique, laquelle se dédoublera bientôt en trois feuillets ; or cette première membrane, *membrane blastodermique*, n'est formée que de cellules épithéliales et de ses trois feuillets ; le feuillet externe forme l'épiderme ou surface cutanée avec les parties qui en dépendent, et le feuillet interne donne l'épithélium de son futur intestin, ainsi que l'épithélium de la plupart des glandes et même celui du poumon. Les cellules épithéliales jouissent de propriétés extrêmement importantes : elles sont les éléments de l'absorption et des sécrétions, ayant, selon leur nature, la faculté d'absorber certaines substances (gaz ou liquide) avec lesquelles elles sont en contact pour les transmettre au sang et à la lymphe, ou de s'assimiler certains principes du sang pour en débarrasser l'économie, en même temps qu'elles subissent alors elles-mêmes une liquéfaction qui constituera la sécrétion (mucus, liquide des glandes, sérosité, etc.) [1] ; d'autres, notamment les cellules épithéliales de séreuses, agissent au contraire par une propriété d'imperméabilité et s'opposent au passage des liquides. Disposées en tissus, elles tapissent toutes les surfaces internes et externes de l'organisme et président aux échanges entre le sang (la lymphe comprise) et le milieu extérieur. Qu'ils soient séreux ou muqueux, qu'ils revêtent des cavités closes, des parois de vaisseaux ou des téguments (internes ou externes), les épithéliums qui sont la partie essentielle des membranes qu'ils recouvrent, lesquelles servent le plus souvent à les maintenir étalés, ne doivent leurs propriétés qu'à eux-mêmes : la manifestation de ces propriétés réside tout entière dans leur condition de tissu vivant, c'est-à-dire de tissu ayant la composition chimique que lui donne l'agent de la nutrition et de la respi-

---

1. Dans d'autres cas, elles se détachent du corps par desquamation, exemple le furfur de l'épiderme. Les cellules épithéliales sont, d'après la région qu'elles revêtent, sa richesse en vaisseaux sanguins, dans un état de rénovation incessante ; elles se montrent en couches d'autant plus nombreuses qu'elles sont plus actives; les séreuses n'ont généralement qu'une couche unique. Sitôt qu'elles ont rempli leur rôle physiologique, elles meurent, et, véritables déchets organiques, elles subissent une fonte ou se dessèchent, s'exfolient pour quitter l'économie et faire place à de plus jeunes.

ration, le sang. Les épithéliums ne reçoivent cependant pas de vaisseaux ; mais, de même qu'ils savent attirer à eux les substances dont ils font choix, de même ils jouissent du pouvoir de se nourrir du sang contenu dans des vaisseaux situés à distance, de la faculté de s'imbiber des éléments liquides du sang. D'autre part, les épithéliums n'ont pas de nerfs ; mais, tandis que c'est une propriété du sang de s'extravaser et d'imbiber même à une certaine distance les éléments de ses sucs nourriciers, l'influx nerveux, lui, ne se produit seulement que là où il y a de la substance nerveuse (cylindraxe ou cellule); toutes les manifestations des propriétés des épithéliums, tous les actes qu'ils accomplissent, et ce sont les plus importants de l'organisme, se feront, comme nous le verrons, sans l'intervention nerveuse.....
b. Les *cellules embryonnaires*. *c*. Les *globules sanguins* ou *hématies*. *d*. Les *cellules nerveuses* (généralement multipolaires). Ces trois sortes d'éléments naissent par modifications évolutives des cellules du feuillet moyen du blastoderme. Mêlées aux éléments fibreux du tissu conjonctif, les cellules embryonnaires (ou leurs dérivés : cellule du cartilage, des os, des tendons, etc.) sont douées d'un grand pouvoir de reproduction [1] ; ce sont elles qui continuent à servir à la production des tissus dans lesquels elles sont disséminées ; elles constituent également le tissu des cicatrices; dans certains endroits

---

1. Ainsi la cellule du périoste forme continuellement l'os. Notons incidemment que le périoste reçoit une très-petite quantité de nerfs et que ceux-ci accompagnent généralement les vaisseaux, nouvel argument pour la non-intervention du nerf dans la nutrition des tissus.

de l'économie, ces cellules servent à activer la circulation nutritive des tissus ; dans ce cas, elles présentent des formes étoilées avec des anastomoses de leurs prolongements (exemple la cornée). Les propriétés spéciales des globules sanguins et des cellules nerveuses sont connues de tous.

2° Procédant également des cellules du feuillet moyen du blastoderme, les éléments suivants ont dû subir certaines modifications [1] pour de la forme sphérique, forme primitive, se convertir en fibres, en tubes ou se présenter sous les diverses formes du tissu connectif : les *fibres musculaires* (allongement de cellules embryonnaires, soudure bout à bout de ces cellules contractiles et fusion complète de ces cellules), les *fibres nerveuses* (formées de cellules soudées bout à bout ; le cylindraxe serait le prolongement de la cellule nerveuse), les *fibres élastiques*, les *fibres connectives*, etc. De toutes ces fibres, les fibres musculaires jouissent de propriétés spéciales bien caractéristiques ; les fibres nerveuses ne peuvent être séparées quant à des propriétés spéciales de la cellule nerveuse dont ils représentent les prolongements (cylindraxe seulement) et sont les conducteurs. Toutes les autres fibres, par suite des dispositions qu'elles affectent dans les tissus, doivent être examinées, au point de vue des propriétés, plutôt dans les tissus qu'elles

---

1. Ces modifications évolutives expliqueraient la difficulté que, une fois développés définitivement, les tissus formés par ces éléments éprouvent à se régénérer quand la perte de substance a été un peu considérable ; cette perte est comblée par du tissu de cicatrice, la cellule embryonnaire n'ayant plus trouvé les conditions nécessaires à son évolutilité.

forment que dans elles-mêmes, ces propriétés spéciales leur faisant du reste généralement défaut ; or les propriétés des tissus que forment les éléments du tissu connectif sont surtout d'ordres mécanique, physique et chimique. Mais il y a bien à remarquer que ces propriétés, quoiqu'elles ne soient pas nées de la nutrition des éléments, sont utiles et nécessaires pour le fonctionnement de l'organisme ; que leur manifestation n'en est pas moins subordonnée à l'état du tissu, lequel venant à se mal nourrir n'offrirait plus les conditions de qualité, de quantité pour remplir efficacement le rôle qui lui était assigné dans la fonction à laquelle il doit coopérer.

Disposés en tissus, en organes, les éléments anatomiques jouissant de propriétés spéciales conservent intégralement ces propriétés ; ils les manifestent d'eux-mêmes sans le concours d'aucun autre élément[1] qui subordonnerait leur action à la sienne. Il n'y a d'exception que pour deux d'entre eux, dont certaines propriétés doivent se combiner pour se manifester : le muscle pour sa propriété de contractilité, le nerf (disposé en appareil : nerf sensitif, cellules et nerf moteur) pour sa propriété d'agent moteur. — Nous renvoyons au chapitre suivant pour tout ce qui concerne le système nerveux ; occupons-nous ici des propriétés de la fibre musculaire.

Le muscle tient de lui-même les propriétés qui per-

_____

1. Sous cette condition que l'élément soit constamment vivifié par le contact du sang, c'est-à-dire soit à l'état vivant, les propriétés spéciales étant intimement liées à la vie de l'élément.

mettent au nerf de le faire fonctionner : il est *élastique* par lui-même et paraît jouir de cette propriété sans intervention nerveuse, — la tension permanente que, à l'état de repos, lui font subir ses points d'attache, autrement dit la tonicité du muscle, est bien sous la dépendance du système nerveux, comme le prouve l'expérimentation, mais c'est là un état purement négatif au point de vue de l'élasticité même du muscle, et cette tonicité ne se produit pas pour tous les muscles ; — il est *contractile* par lui-même, autrement dit privé de nerfs il est directement irritable, comme l'ont démontré Cl. Bernard, Kölliker, Vulpian, en employant certains poisons (curare) qui supprimaient totalement l'action nerveuse [1].

Ces deux propriétés, élasticité et contractilité, persistent dans le muscle tant que celui-ci ne s'écarte pas de sa composition chimique normale, et cette composition, qui fait sa vie, est sous la dépendance absolue de sa nutrition. C'est sur l'agent de cette nutrition qu'il y a à chercher à s'entendre, à savoir si la circulation, qui fait à elle seule la nutrition des autres éléments anatomiques, suffit à la nutrition du muscle ou s'il faut à celle-ci l'action combinée de la circulation et de l'innervation, comme des auteurs l'ont avancé (nerfs sensitifs... et même vaso-moteurs, a dit Longet, mais à tort au moins pour ces derniers, qui appartiennent à la circulation, laquelle n'est pas entravée quand un muscle est à

1. Nous passons sous silence les propriétés électro-motrices du muscle, lesquelles résultent également des phénomènes chimiques dont le muscle est le siége, ces propriétés ne paraissant pas influer sur le fonctionnement du muscle.

l'état de repos permanent par suite de section ou lésion
de ses nerfs moteurs). Le seul argument sérieux invoqué en faveur de la participation de l'innervation à la
nutrition du muscle réside dans cette condition que le
muscle privé de tous ses nerfs, et par ce fait réduit à un
repos absolu, se nourrit moins bien.

Mais normalement cette nutrition est également faible pour le muscle à l'état de repos : dans cet état
temporaire, le muscle reste alcalin [1] (c'est même là la
condition de son aptitude au fonctionnement), les phénomènes chimiques dont il est le siége n'étant pas suf-
fisants pour produire des acides capables de neutraliser
l'alcalinité du sang qui l'imbibe. Mais le repos permanent, la section de tous les nerfs d'un muscle, même
des nerfs sensitifs (ce qui entraîne la perte de la tonicité, expérience de Brondgest), ne lui font pas perdre
ses deux propriétés ; ce n'est qu'au bout d'un temps
très-long, plusieurs mois, que le muscle perd son irri-
tabilité directe (contractilité), et l'élasticité persiste toujours ; — il semblerait cependant que la perte de l'usage
musculaire, que la perte de tous ses nerfs dût supprimer
immédiatement toute propriété chez un muscle à la nutrition duquel l'innervation aurait part. — Mais qu'après
des mois d'un repos absolu la contractilité disparaisse
et l'élasticité soit moindre (mais jamais complétement
disparue), le muscle ne meurt pas pour cela ; il n'aboutit
pas à la rigidité cadavérique, c'est-à-dire sa composi-

---

1. Tant que le muscle est alcalin, il est apte au fonctionnement ; un
fonctionnement trop prolongé le rend acide et lui fait perdre momentanément son aptitude au mouvement.

tion chimique n'est pas profondément modifiée, sa substance organique, la myosine, ne se coagule pas et encore moins ne se putréfie pas (dans l'état de mort, la myosine coagulée, qui constitue la rigidité cadavérique, se liquéfie au bout de quelques heures par voie de putréfaction). Mais le muscle, même détaché du corps, continue à vivre un certain temps s'il est à l'air libre et même un temps plus long s'il est dans une atmosphère d'oxygène et est susceptible de manifester de ses.propriétés, grâce au sang qui l'imprègne, lequel absorbe de l'oxygène et exhale de l'acide carbonique et continue à pourvoir à sa nutrition [1].

Enfin, s'il est incontestable que le muscle vit mieux quand il fonctionne régulièrement, que les échanges sont plus actifs, — ce qui doit naturellement être, d'après cette règle que tout exercice habituel active la nutrition et fait accroître la partie qui en est l'objet, corollaire obligé de la loi de l'équilibre entre l'apport et la dépense, — est-ce à dire que l'innervation participe à la nutrition du muscle, même à l'état de repos? Aucunement. C'est une condition de tout élément anatomique vivant de manifester constamment les propriétés spéciales que lui donne sa nutrition, et ces propriétés s'exécutent constamment, parce qu'elles ne puisent leur principe d'évolution que dans la seule nutrition de l'élément; le muscle, lui, fait exception, parce qu'il ne peut par lui-même mettre en activité sa propriété de contractilité et que, pour se servir de son élasticité, il

1. Voir la note au bas de la page 33.

faut que ce muscle ait été sollicité antérieurement soit
par une force, soit par la mise en jeu de cette contractilité; or, que ces deux propriétés ne se manifestent
plus, il va de soi que tôt ou tard la fibre, dont la condition organique est de se mouvoir, se nourrira moins et
par suite s'accroîtra moins, se reproduira moins....
D'autre part, si l'état de vie du muscle ne lui crée pas
la nécessité de se moins nourrir quand il ne fonctionne
pas, la perte non instantanée de sa composition, de ses
propriétés après la section de tous ses nerfs, semblerait
l'indiquer. En un mot, le nerf n'interviendrait dans la
nutrition du muscle que d'une façon indirecte et qu'à
l'état morbide quand par la destruction du nerf le
muscle serait réduit à un repos permanent.

Nous pouvons donc dire : le nerf ne donne rien aux
muscles, il ne contribue pas à leur donner leur vitalité,
leurs propriétés; il ne fait qu'utiliser ces propriétés ;
c'est le sang oxygéné, la circulation qui donne ces propriétés, cette vie. — Nous indiquons déjà ainsi ce que
nous pensons des prétendus nerfs trophiques et du rôle
du nerf dans la production de la chaleur.

A propos de muscle et de nerf, disons quelques mots
de la tendance de ceux qui, habitués à juger tout phénomène physiologique d'après ce qui se passe pour l'appareil locomoteur, ne voient en cause, quand il s'agit du
fonctionnement d'un appareil, d'un organe, que le nerf
et le muscle, toutes les autres parties constituant l'organe n'ayant pour eux qu'un rôle purement passif. Ils
ne veulent pas se rappeler que muscle et nerf empruntent à d'autres tissus leurs enveloppes; que, pour ne

citer que le muscle, ce sont ces enveloppes qui, réunissant les fibres musculaires en faisceaux et en corps charnu, maintiennent leur direction et leur permettent une action d'ensemble ; que les ligaments, les tendons ne sont pas non plus du muscle ; que ces tissus nerveux, musculaires, fibreux, celluleux doivent être vivants pour remplir leur fonction, c'est-à-dire visités par le sang jouissant de ses trois propriétés, ce qui suppose l'activité de tous les organes de l'économie ; que le nerf envisagé comme moteur n'a d'action que sur le muscle ; que muscle et nerf sont inégalement répartis dans les organes, qu'il y a des organes qui n'en ont pas [1] ; que les principaux actes de la vie organique (hématose, absorption du chyle, sécrétion, nutrition, etc.) s'exécutent sans l'intervention nerveuse, etc. ; qu'enfin le fonctionnement ne réside pas seulement dans le mouvement de l'organe, que ce n'est là seulement qu'une partie, et souvent la moins importante, du travail de l'organe.

1. Exemples : où est le nerf dans les vaisseaux lymphatiques? où est le nerf dans les capillaires? où est le nerf dans la partie active des muqueuses, des séreuses, des glandes, c'est-à-dire dans l'épithélium? etc. Exemple : dans le foie, où est le muscle? où est le nerf pour les cellules hépatiques, pour les épithéliums des canaux biliaires?... L'expérience de Cl. Bernard du 4e ventricule prouve-t-elle la nécessité de filets de grand sympathique dans les cellules? Absolument non ; c'est le sang qui apporte à ces cellules les matériaux nécessaires à la fonction glycogénique ; modifiez cet apport, la fonction est troublée ; la cause première est dans le vaisseau sanguin : le vaso-moteur qui faisait la tonicité de l'artériole supprime son action sur la paroi ; celle-ci, en vertu de son élasticité, cède à la pression du sang ; le vaisseau est dilaté, et l'apport du sang est plus considérable dans le foie ; tout, comme une excitation du vaisseau ou du bout périphérique du nerf sectionné, ferait rétrécir la lumière du vaisseau (la fibre musculaire, étant disposée circulairement, tend à se rétracter) et supprimerait la fonction. (Voir à *Vaso-moteurs*.)

Voilà donc les éléments anatomiques qui jouissent tous des propriétés végétatives (nutrition, accroissement, reproduction), de propriétés d'ordres mécanique, physique et chimique, et la plupart de propriétés spéciales ou organiques ; eh bien ! c'est de la manifestation des propriétés végétatives que résulte l'émission de la chaleur ; c'est de la manifestation de propriétés spéciales que, outre leurs fonctions particulières, résulte la transformation d'une partie de cette chaleur en travail mécanique, en production des forces (loi de l'équivalence et de la constance des forces) ; c'est de la manifestation de toutes ces propriétés, végétatives, physiques, chimiques, mécaniques, spéciales, que résulte le fonctionnement des appareils, des parenchymes, des organes, des tissus, lesquels, comme on le sait, sont constitués par les éléments anatomiques.

Cette conclusion n'est pas complète ; continuons.

Mais aucune de ces propriétés ne peut se manifester directement [1] si les éléments ne sont pas doués de vie, c'est-à-dire si le sang possédant les trois qualités mentionnées ne vient pas leur établir leur composition chimique, ne vient pas vivifier constamment par son contact chacun de ces éléments ; c'est en effet de la nutrition même de ces éléments que dépend leur aptitude à manifester les propriétés. En réalité, *c'est donc bien le sang qui commande au fonctionnement des appareils.*

---

1. Les propriétés d'ordres physique, mécanique et chimique ne peuvent se manifester que si elles y sont sollicitées par des éléments vivants : la matière organique reste bien élastique, même inerte, mais vous ne pouvez concevoir l'emploi de cette élasticité qu'avec des éléments jouissant de vie.

Nous insistons sur ce point pour répondre à ces diverses questions : les éléments anatomiques font bien le fonctionnement des organes, des appareils, mais comment le font-ils ? Autrement dit, quelles sont les conditions de la vie ? quel est le mécanisme de la vie ? En un mot, pour saisir exactement l'ordre dans lequel se succèdent les divers actes qui amènent un organisme à manifester de la vie, pour saisir le mode évolutif des phénomènes vitaux, il faut se pénétrer du rôle prépondérant du sang.

Mais, dira-t-on, le sang lui-même, pour être apte à imprimer la vie aux éléments anatomiques, doit avoir au moins deux de ses appareils (cœur et circulation, appareil pulmonaire) en activité préalable ; le fonctionnement de ces appareils préexistait donc aux conditions vitales du sang ? C'est une erreur. Le sang de la mère a vivifié constamment le nouvel être pendant la gestation, a impressionné ses éléments au fur et à mesure qu'ils se formaient, leur a communiqué la vie et la leur a entretenue [1], n'a cessé de nourrir l'œuf et son contenu depuis sa fécondation jusqu'à son expulsion [2], et, quand

---

1. A mesure qu'ils apparaissent et pendant toute la durée de la vie fœtale, les tissus du nouvel être sont le siége de phénomènes d'oxydation.

2. Pendant la segmentation du vitellus, l'œuf fécondé se nourrit des liquides albumineux qui baignent le canal de la trompe et la cavité de l'utérus, liquide que le vitellus attire à travers la zone pellucide par voie d'endosmose et d'imbibition. Avec la constitution du blastoderme et pendant que se développe le placenta, la vésicule ombilicale, remplie du liquide albumino-graisseux provenant des liquides précédents, fait les frais de la nutrition de l'embryon, chez lequel apparaît la première circulation. — Le cœur fonctionne, et le sang se meut dans les vaisseaux omphalo-mésentériques ; mais l'embryon n'a pas cessé d'être en rapport avec les sucs du sang de la mère, et

le fœtus naît à la vie extérieure, son sang est identique au sang de la mère, lequel avait toujours pourvu à sa composition, avait présidé à son mouvement et à la formation de sa quantité. A ce moment, ce sang, à part la quantité, est tel qu'il sera pendant toute la vie de l'être, et les éléments anatomiques, en jouissance de leurs propriétés dès leur apparition, n'ont pas à s'apercevoir qu'il va aller puiser à des sources nouvelles l'entretien de leur activité, de leur vie : les tissus seront toujours vivifiés de la même façon, c'est-à-dire par du sang.

De plus, le sang préside à la procréation du nouvel être ; c'est lui qui a fourni les matériaux nécessaires au développement dans l'organisme des deux éléments procréateurs, ovule mâle son spermatozoaire et ovule femelle ; c'est lui qui par son contact a permis à ces deux éléments de manifester leurs propriétés. Pas plus que pour les propriétés des particules anatomiques, le sang ne crée la propriété évolutive : elle est inhérente à la cellule ; mais cette propriété ne peut se manifester que si le sang communique la vie à cette cellule ; cette question : Le sang engendre-t-il ? a son analogue dans celle-ci : Les cellules procréatrices peuvent-elles, mises

les éléments anatomiques du cœur et des vaisseaux ont reçu avant tout fonctionnement l'apport de ces sucs qui les ont mis en état de manifester leurs propriétés contractiles ; et peut-être aussi le système nerveux, vivifié également par ces sucs, est-il déjà distribué dans ce cœur pour contribuer à son fonctionnement, quoique les faits tératologiques indiquent que ce système n'est pas indispensable, du moins pour la vie fœtale. — Quand la deuxième circulation est établie, le sang du fœtus reçoit toujours la composition du sang de la mère et impressionne les nouveaux tissus, comme le ferait le sang de la mère. C'est donc toujours l'organisme maternel qui a pourvu à ces trois modes de nutrition du fœtus. Il importe donc peu que le sang du fœtus naisse après tel ou tel tissu.

en présence, engendrer d'elles-mêmes sans le concours du liquide ambiant? L'acte de la procréation est donc lié intimement à la condition du sang : le sang est aussi indispensable à la formation de l'être que la cellule qui le formera ; l'un ne peut manquer à l'autre : le liquide est la cause de la vie du nouvel être, comme il est la cause de la vie chez tout être.

Le sang présidant à la naissance de l'être, se transmettant sans jamais changer de nature et n'existant pour le nouvel être que quand il est muni des mêmes propriétés que celui de la mère, on peut dire que pour une même succession d'êtres c'est toujours le même sang, que le sang ne meurt pas avec l'individu [1], qu'il meurt avec la génération [2]. Le sang est donc la substance dont l'existence ou la cessation fait la succession non interrompue ou la suppression de la génération des êtres ; c'est cette substance la cause de la non-interruption de l'espèce, c'est grâce à elle que les cellules qui donneront l'embryon sont aptes à la fécondation et se développent, tout comme c'est grâce au sang que notre organisme manifeste de la vie.

Sans doute les éléments de la vie ne résident pas, à

1. Métaphoriquement parlant.

2. On ne pourrait pas en dire de même des autres tissus, ceux-ci devant à des arrangements d'éléments et à des combinaisons multiples leur mode de manifestation et aucun d'eux n'ayant un rôle général. — Le sang est un tissu (tissu cellulaire avec substance intercellulaire liquide, Frey, Rouget) toujours identique pour chaque particule anatomique, chaque tissu et organe, vivifiant la partie comme l'ensemble, représentant les éléments vitaux du monde extérieur comme ceux de l'organisme, et formant un tout toujours caractérisé de la même façon, ayant une action à la fois spéciale et générale.

On comprend aussi quelle influence ont sur le nouvel être les maladies constitutionnelles des ascendants.

proprement parler, dans le corps ; ils viennent tous du dehors. Sans doute on peut dire que la vie n'a lieu que grâce à certaines conditions de milieux, qu'il y a les milieux extérieurs et un milieu intérieur, le sang. Mais le sang, outre son état de milieu interne, résume pour le corps les milieux extérieurs et de plus participe de la vie générale de l'organisme et a une vie propre [1]. Mais les conditions de milieux extérieurs n'ont d'autre but que de permettre au sang de remplir vis-à-vis de toutes les parties de chaque organisme animal le rôle que ces milieux jouent vis-à-vis de tout végétal et de tout ce qui est susceptible de combinaison chimique ou de mélange dans notre atmosphère ; et les aliments ne servent pas au corps avant d'avoir passé par le sang et lui avoir permis une composition spéciale pour la nutrition des tissus. — C'est en raison de ces milieux extérieurs que le sang ne peut jamais être envisagé que pourvu de

---

1. Le globule sanguin, quoi qu'en disent quelques-uns, est le siége des mêmes actes d'assimilation et de désassimilation des autres éléments anatomiques ; en effet, le globule veineux contient une petite quantité d'acide carbonique qui, selon toute vraisemblance, ne peut provenir que des phénomènes d'oxydation, car ou le globule doit en échange de l'oxygène qu'il donne aux éléments se charger d'une quantité équivalente de leur acide carbonique, ou, débarrassé de son oxygène, il ne doit se charger d'aucune quantité d'acide carbonique ; et si nous considérons, avec les histologistes, le sang comme un tissu, nous en dirons de même du plasma qui dissout dans le poumon une faible quantité d'oxygène. Le globule artérialisé et le globule veineux ont chacun un spectre différent. D'autre part, les globules sanguins présentent plusieurs phases de développement : les leucocytes seraient les jeunes pour beaucoup d'auteurs, et il y a manifestement de vieux globules rouges. Enfin la reproduction des globules est évidente.

Ainsi le sang, en même temps qu'il porte l'oxygène et les matériaux dans les tissus, y amène également son apport de vie propre, et c'est à cette vie que s'allume celle des autres parties de l'organisme.

ses propriétés. Mais, étant donnée l'existence d'une cellule formatrice, le principe de la vie réside pour toute espèce d'êtres animaux dans la non-interruption des propriétés d'un liquide présidant à la naissance, au développement du nouvel être et se transmettant à lui toujours le même. Mais à tout instant de la durée de l'être l'aliment de sa vie est ce liquide.

En résumé, *le sang, pour l'entretien des propriétés duquel le fonctionnement des appareils n'a pas d'autre but, est encore l'agent du fonctionnement de ces appareils, le liquide qui donne l'impulsion aux éléments constituant ces appareils.* — C'est du contact de ce sang, pourvu de ses trois qualités, avec les éléments anatomiques, les tissus, que résultent la vie de ces éléments, de ces tissus et la manifestation de leurs propriétés.

Telles sont les conditions du fonctionnement des appareils de la vie organique. Quant à la vie de relation, composée des appareils des sens, de l'appareil encéphalique (hémisphères) pour les facultés psychiques, de l'appareil locomoteur y compris le centre cérébral de la volonté, cette vie paraissant se manifester surtout sous l'influence des excitants, par mode réflexe, nous renvoyons au paragraphe *Nerfs* à l'étude que nous en avons faite. Nous verrons que pour tous ces appareils il y a à envisager les surfaces cutanées, les surfaces des appareils des sens et le centre de la volonté, lequel, comme les hémisphères, doit, d'après des auteurs, puiser ses incitations au dehors, mais peut conserver de ces impressions sans les refléter, en faire ainsi une réserve de façon à commander à un moment donné à la fibre nerveuse motrice et par suite au muscle sans le concours présent de l'excitation extérieure.

Mais, ici encore, aucun acte ne peut se produire sans le contact préalable et continué du sang; tout élément, aussi bien le musculaire que le nerveux, doit subir ce contact. A part chez l'homme la fonction encéphalique, laquelle, comme toutes les autres, ne peut se manifester que si ses éléments sont le siège de phénomènes d'oxydation, à part cette fonction, la seule de l'économie qui ne soit pas étroitement soumise à la loi de l'animalité, tous ces appareils étant surtout employés par l'animal à la recherche de l'alimentation, c'est-à-dire tous ces appareils ayant pour but de pourvoir à la composition du sang, peuvent être dits encore des machines au service du sang.

Tout ce que nous venons de dire avait rapport aux animaux supérieurs; mais notre proposition : « La vie, étant donnée l'intégrité de l'organisme, n'est possible que si le sang ou la substance qui en tient lieu est, pour des êtres semblables, toujours de même qualité, de même quantité et est douée de mouvement, » est applicable à tous les êtres du règne animal.

Aucun être vivant ne peut se passer d'une substance mettant en rapport ses divers tissus entre eux et ceux-ci avec le monde extérieur; aucun organisme ne peut être animé de vie, placé dans les conditions de milieux extérieurs voulues, si la substance, qui sert d'intermédiaire entre ces milieux et lui, vient à faire défaut. —

Là où dans l'organisme cette substance se trouve en
plus grande quantité, la vie est très-active, les éléments
sont plus abondants et leur régénération incessante,
exemple : l'épithélium des surfaces cutanées, comparativement aux épithéliums des séreuses proprement dites.
Là où les sucs de cette substance n'arrivent plus à
pénétrer, les éléments meurent, exemple : la partie superficielle de l'épithélium de la peau, les couches épithéliales profondes étant les seules vivantes. — Si l'animal
ne possédait pas en lui-même cette substance, il ne
pourrait vivre à l'état libre (le végétal reste attaché au
sol ou ne peut vivre que dans certains milieux).

Tout élément anatomique possède dans son intérieur
une substance qui joue vis-à-vis de l'ensemble de ses
parties, paroi (qui peut manquer) et contenu, et les milieux ambiants le rôle que le sang joue par rapport aux
divers tissus d'un organisme et les milieux extérieurs.
C'est ainsi que l'élément anatomique fait un choix dans
les substances qu'il s'assimilera, attire dans son intérieur
ou repousse telles ou telles substances et sait maintenir
intacte sa constitution malgré les milieux ambiants ; le
commerce d'échanges entre l'élément et les milieux
ambiants peut bien aussi se faire par simple imbibition ;
mais la composition chimique de l'élément, ne pouvant
varier que dans des limites déterminées, doit être également réglée par cette propriété. — Toute particule
animale, tout animalcule unicellulaire doué de vie possède un contenu (protoplasma) identique au contenu des
éléments anatomiques des animaux supérieurs, et, si les
échanges chez lui paraissent se faire par simple imbibi-

tion, s'il n'a pas d'appareils d'élaboration (appareil digestif, appareil pulmonaire), — ce dont il ne saurait que faire, les substances absorbées étant toujours gazeuses ou liquides, — il n'en jouit pas moins de propriétés analogues.

Les animaux inférieurs, n'ayant pas de sang, ont donc un liquide ou substance semi-liquide qui leur tient lieu de sang. Cette substance, servant d'intermédiaire entre les agents extérieurs et les tissus, doit avoir des propriétés de quantité, de qualité (composition) absolument définies et doit aussi jouir de mouvement pour se mettre en rapport plus direct avec toutes les particules de l'organisme. L'animalcule réduit à la proportion d'une cellule a dans son protoplasma la substance intermédiaire analogue au sang ; ce protoplasma a, comme toute substance vivante, une composition chimique (qualité) qui lui permet de manifester de la vie ; de plus, sa quantité est généralement la même, et il jouit, comme on sait, de mouvement.

Si l'on se rappelle maintenant que tout organisme procède d'une cellule et que c'est précisément de la segmentation du vitellus (protoplasma) de cette cellule-mère (endogenèse), ou, bien plus rarement, de la segmentation de la cellule et de son contenu protoplasmique (fissiparité), que naissent les animalcules et que proviennent tous les éléments anatomiques de l'organisme des animaux supérieurs, on sera frappé de l'analogie qu'il y a entre l'élément anatomique [1] et l'animalcule au point de vue de la génération : tous deux se

1. Surtout la cellule épithéliale.

reproduisent sous l'influence de leur seule nutrition
(donnée par les milieux ambiants) et d'après les mêmes
lois ; on sera frappé de cette remarque que tout animalcule procède de la substance qui lui sert de milieu entre
ces tissus et le monde extérieur, et que tout être supérieur procède d'une cellule dont le contenu était identique avant sa fécondation au contenu de tout élément
anatomique de son organisme.

A. — AU POINT DE VUE PHYSIOLOGIQUE, LE TISSU NERVEUX NE
FORME PAS UN SYSTÈME SPÉCIAL DANS L'ÉCONOMIE ; IL N'A
PAS UNE ACTION GÉNÉRALE SUR L'ENSEMBLE DES ORGANES,
UN RÔLE PRÉPONDÉRANT DANS L'ORGANISME ; ON DOIT L'ENVI-
SAGER COMME RÉPARTI EN AUTANT DE DÉPARTEMENTS DISTINCTS
ET INDÉPENDANTS QU'IL Y A D'APPAREILS.

Les diverses raisons qui nous font énoncer cette proposition sont les suivantes :

1º Les nerfs sont particuliers aux organes qui les contiennent ; ils ne peuvent avoir d'autre rôle que celui qui
les caractérise individuellement dans tel ou tel organe ;
autrement dit, ils ne peuvent servir qu'à la partie de
tissu qui possède la terminaison des branches collatérales ou les filets des extrémités de chaque nerf ; ils ne
peuvent se suppléer les uns les autres.

2º Qu'ils soient compris dans des anastomoses, dans
des plexus, qu'ils soient réunis dans une gaîne commune
ou qu'ils soient séparés, les nerfs ou filets nerveux restent constamment distincts les uns des autres.

Dans tout leur parcours, les filets nerveux conservent
les mêmes propriétés, les nerfs ou filets moteurs restent
toujours moteurs, et, s'ils s'adjoignent des nerfs sensi-

tifs pour former un nerf mixte, les filets moteurs resteront partout distincts des filets sensitifs, ceux-ci ne
seront jamais ceux-là, et réciproquement : leur contiguïté fait leur seule relation.

3° Qu'un nerf soit distribué à plusieurs organes (par
ses branches collatérales ou terminales), les filets qui se
rendent à tel organe resteront dans l'enveloppe du nerf
toujours distincts des filets nerveux de l'organe voisin,
et cela depuis leur terminaison jusqu'à leur origine. A
l'origine du nerf, ces filets, diminués sensiblement
d'épaisseur par leur union plus intime et par la disparition de parties d'enveloppe et de contenu, se perdront,
du moins en apparence, dans la masse cellulo-nerveuse
centrale, par autant de filaments (cylindraxe) distincts.
*Un nerf peut donc être envisagé comme formé d'autant de
nerfs qu'il a de distributions* (se rappeler qu'un nerf,
même de la moindre grosseur, est la réunion de quantité de filets nerveux). Autrement dit encore, l'origine
du nerf se compose d'autant de filets nerveux (soit séparés, soit réunis) qu'il y a de filets terminaux soit dans
ses branches terminales, soit dans ses branches collatérales, qu'il y a d'organes ou de parties d'organes
ayant un fonctionnement distinct, — le tronc nerveux
parût-il n'avoir qu'un seul noyau d'origine [1].

1. Il peut se trouver qu'un nerf ait des filets dans deux appareils
de même vie ou de vie différente (vie organique et vie animale),
exemples : le trijumeau, le facial; le rôle de chaque groupe des filets
étant distinct, aussi bien depuis son émergence (ce que démontre
l'expérimentation) qu'à sa terminaison, le physiologiste est forcé d'admettre deux origines distinctes. En effet, l'accolement d'un nerf avec
un autre nerf ne change pas la nature de chacun de ces nerfs; ainsi la
branche interne du spinal fait corps dans une grande partie de son

4° Les nerfs ayant une distribution parfaitement déterminée, chacun ayant son département circonscrit, et le rôle de ces nerfs étant bien caractérisé, on peut se convaincre que chaque appareil possède toujours l'origine, la totalité ou partie de la totalité du tronc et des terminaisons des nerfs qu'il contient — et que généralement de l'origine à la terminaison ces filets restent compris dans le domaine de l'appareil. Quand il n'en est plus ainsi, ces filets sont compris dans le tronc qui émet des rameaux à l'appareil qu'il ne fait que traverser ou ont recours au tronc commun des nerfs rachidiens, la moelle.

5° On peut rattacher chaque appareil à un ou des centres subordonnant une partie ou la totalité de la fonction nerveuse de l'appareil ; ces centres se trouvent à l'origine ou dans le voisinage de l'origine des nerfs de l'appareil et comprennent les filets nerveux de tout ou partie des nerfs de l'appareil ; autrement dit, quand un centre paraît commander à plusieurs nerfs, ceux-ci appartiennent toujours au même appareil [1]. Ces centres

trajet avec le pneumogastrique pour ne former avec lui qu'un tronc et quand elle le quitte elle n'en est pas moins motrice comme à son émergence, on dit donc à tort que le pneumogastrique agit sur les muscles du larynx par la branche interne du spinal; dans les plexus, dans les anastomoses, les filets nerveux ressortent individuellement avec les mêmes propriétés qu'ils y sont entrés; il n'y aurait d'exception que quand des filets nerveux partant de cellules se rendent après un certain trajet à d'autres cellules pour aller de là se distribuer aux tissus; ces dernières cellules, qui forment ganglion, ont pu changer la nature primitive de la fibre nerveuse.

1. Les connexions entre nerfs n'existent donc réellement que dans ces centres dont des cellules seraient communes à des nerfs différents. On peut se convaincre facilement que ces connexions focales n'ont lieu qu'entre nerfs ou filets de nerf (nous disons filets pour un nerf dont la distribution des parties se ferait à des organes différents;

restent spéciaux à un seul appareil, n'ayant aucune action sur les centres voisins [1].

Exemple : le *centre respiratoire*, situé à la partie inférieure du plancher du quatrième ventricule, vers la pointe du V du calamus scriptorius, au point dit nœud vital (Flourens); par son action, et à moins de sous-centres encore à découvrir, ce centre représente les filets du grand sympathique respiratoire, les faisceaux du pneumogastrique respiratoire et les fibres médullaires des nerfs des plexus, cervical, brachial, etc., qui ont animé les diverses parties de l'appareil respiratoire. — On sait que la lésion de ce centre arrête immédiatement la respiration (et non pas les mouvements du cœur) et produit la cessation subite de la vie chez les animaux à sang chaud, vie que l'on peut prolonger chez les animaux en pratiquant l'insufflation du poumon et la respiration artificielle.

Exemple : le *centre coordinateur des mouvements du cœur*, démontré par un arrêt du cœur dans l'excitation du bulbe par un fort courant d'induction; le siège de ce centre est encore peu précisé dans les parties du bulbe.

Exemple : des *centres vaso-moteurs* (un des centres de

dans ces cas, si les organes appartiennent à deux appareils, chaque groupe de filets a son origine distincte, a son centre distinct) se distribuant aux organes d'un même appareil; cela a même tout l'air d'une bien grosse vérité, mais il n'est pas inutile de le répéter pour bien pénétrer le mécanisme des actions réflexes, lesquelles, comme nous le verrons, ne se passent jamais que par appareil. — Se rappeler, à propos des centres bulbaires, que les appareils de la vie organique reçoivent leur innervation surtout du pneumogastrique et du grand sympathique (dont les ganglions peuvent être considérés également comme des centres).

1. Le nombre et la contiguïté de ces centres dans le bulbe sont une preuve de leur indépendance réciproque.

l'appareil vasculaire) placés dans le bulbe et, comme les précédents, dans les deux tiers inférieurs du bulbe.

Il en est de même des *centres coordinateurs des mouvements de la déglutition* (un des centres de l'appareil digestif), *de la phonation*, qu'on place dans le bulbe.

On sait aussi qu'en piquant le plancher du quatrième ventricule à tel point des origines des pneumogastriques, on produit un diabète temporaire, qu'en piquant à un point plus bas on produit la polyurie simple et à un point un peu plus haut l'albuminurie. En piquant le bulbe au niveau de la partie la plus large du plancher du quatrième ventricule, à un point un peu plus élevé que les précédents, on produit l'exagération de la sécrétion salivaire.

Ces centres du grand sympathique appartenant aux appareils digestif et sécrétoire complètent avec les précédents les origines centrales dans la moelle allongée des nerfs de nos quatre appareils, du moins les origines centrales connues jusqu'à ce jour.

Exemple : les différents centres de la moelle ; tels sont le *centre cardiaque*, situé à la partie inférieure de la région cervicale et à la partie moyenne de la région dorsale et fourni par les nerfs cardiaques sympathiques qui émergent de la moelle avec les racines du ganglion cervical inférieur ; le *centre cilio-spinal*, qui s'étend de la sixième vertèbre cervicale à la deuxième dorsale et préside à la dilatation de l'iris, les filets nerveux donnés à l'iris par le sympathique cervical naissant de la région cervicale inférieure de la moelle ; les *centres ano-spinal, vésico-spinal, génito-spinal*.

Exemple : les centres fournis par les *ganglions du grand sympathique*, notamment les ganglions intracardiaques.

6° *Le cerveau ne peut être envisagé comme le foyer de toutes les actions nerveuses.*

a. Ni les hémisphères, ni les ganglions qu'ils renferment ne sont le siège de la perception des impressions transmises par les nerfs de la sensibilité générale, c'est-à-dire *ne sont le siège de la sensibilité générale.* Les expériences de Magendie, Flourens, Bouillaud, Longet, Vulpian le prouvent : on enlève à un animal la totalité des hémisphères, le cervelet, les tubercules quadrijumeaux, les corps striés et les couches optiques, et cet animal manifeste encore, par des agitations caractéristiques et par des cris plaintifs, la douleur qu'il ressent des violentes excitations pratiquées concurremment sur diverses parties de son corps ou sur un de ses nerfs mis à nu.

Dans cette expérience, la protubérance et le bulbe sont restés intacts ; supprime-t-on la protubérance en respectant le bulbe, le cri n'est plus plaintif ; ce n'est plus qu'un simple cri réflexe provoqué par les excitations extérieures un peu vives, qu'elles soient douloureuses ou non. La protubérance est donc le siège du sensorium commune [1] ; et cela parce qu'elle est le prolongement du bulbe, c'est-à-dire de la substance qui reçoit

1. C'est ainsi que ces expériences étaient interprétées il y a encore peu de temps ; la connaissance des lois réflexes a un peu modifié les idées sur une localisation exclusive du *sensorium commune;* il n'en ressort pas moins que les hémisphères et les ganglions n'ont pas de part directe à la sensibilité générale.

de toute la moelle et de nerfs crâniens l'origine des
nerfs de la sensibilité générale, l'origine de ces nerfs
ayant besoin pour manifester cette sensibilité d'un organe d'élaboration.

b. Ni les hémisphères, ni les parties du cerveau autres
que celles appartenant aux origines des nerfs de la sensibilité spéciale ne sont le siège des impressions transmises par ces nerfs, autrement dit *ne sont le siège de la
sensibilité spéciale.*

Ainsi les sensations visuelles sont conservées chez
l'animal auquel on enlève les hémisphères en respectant les couches optiques, les bandelettes optiques et
les tubercules quadrijumeaux ; cet animal suit de l'œil
la flamme que l'on fait mouvoir autour de sa tête ; ainsi
les perceptions auditives persistaient chez ce rat privé
de ses hémisphères des corps striés et de la plus grande
partie des couches optiques et que Vulpian faisait tres-
saillir et sursauter brusquement en déterminant du bruit
dans son voisinage. Il en sera de même un jour, quand
on aura trouvé des procédés appropriés, des sensations
olfactives, gustatives... et tactiles.

L'intervention du cerveau n'est donc pas nécessaire
à l'exercice de la sensibilité ; cependant cette sensibilité,
pour être telle que nous la possédons, doit subir l'élaboration intellectuelle, doit être transformée en idée et
non restée *à l'état de perception brute et inconsciente*
(Longet).

c. L'ablation des lobes cérébraux ne supprime pas le
mouvement chez les poissons, les batraciens, les rep-
tiles et ne fait que les affaiblir chez les oiseaux, le chien ;

chez les vertébrés plus élevés, les paralysies sont généralement incomplètes quand les lésions expérimentales ou pathologiques sont limitées à l'hémisphère seul, et même à peine sensibles quand elles n'intéressent ni le corps strié ni la couche optique.

On sait que Meynert, Wundt, se basant sur des considérations anatomiques, font des couches optiques un *centre réflexe des mouvements inconscients* (centres de relation des impressions tactiles et des mouvements de locomotion), et tous les physiologistes regardent les corps striés comme des *centres moteurs* (centres des mouvements des membres).

d. Les localisations cérébrales — à part les foyers des facultés intellectuelles, affectives, instinctives — ne peuvent démontrer autre chose que le siège des foyers où s'élaborent la transformation de la sensibilité, la spontanéité de la motilité ; et, jusqu'à confirmation des expériences de quelques auteurs qui localisent des centres moteurs dans les hémisphères, nous devons nous en tenir à ces données adoptées par tous que la lésion des hémisphères ne détermine pas des troubles profonds dans la motilité [1].

e. La moelle n'est pas seulement un cordon réunissant en faisceaux — après leur avoir fait plus ou moins

---

. 1. Supposons même que l'on parvienne à localiser d'une façon formelle dans les circonvolutions le centre locomoteur, notre manière de voir sur l'indépendance réciproque des appareils nerveux ne serait pas infirmée pour cela, car ce centre devrait par sa situation dans les hémisphères jouir de volonté, et l'appareil locomoteur qu'il caractérise n'aurait plus besoin d'emprunter à l'appareil encéphalique la spontanéité de ses actes, les hémisphères n'en resteraient pas moins l'appareil des facultés psychiques.

subir des modifications de texture — les différents nerfs
des appareils pour les conduire à leur centre, mais la
moelle renferme [1] des centres de la vie organique et des
centres de la vie de relation ; comme le cervelet, la
moelle, par l'ensemble de divers centres locomoteurs,
préside à la coordination des mouvements de locomotion, et sur toute sa longueur la moelle offre des centres
pour les actions réflexes, lesquelles se passeront, sans
l'intervention du cerveau, dans tel ou tel groupe de
muscles selon que le centre médullaire est plus ou moins
élevé, et pour un même centre ce seront toujours les
mêmes muscles.

f. Les deux systèmes nerveux encéphalo-médullaire
et grand sympathique, tout en étant répartis dans de
mêmes appareils, peuvent être regardés dans une certaine mesure comme indépendants l'un de l'autre, ce
que démontrent les faits tératologiques. On sait que les
anencéphales (absence d'encéphale et de moelle épi-
nière ; le canal rachidien et le crâne sont largement ou-
verts dans toute leur étendue) présentent à leur naissance un état d'embonpoint marqué, indice d'un état de
santé parfaite pendant la vie intra-utérine, et ne meurent pas toujours à ce moment, pouvant même survivre
quelques heures et même quelques jours [2].

---

1. Par ses cellules, sa substance grise.

2. V. Portal (*Description de plusieurs anencéphales*, in *Ann. des
sc. nat.*, t. XIII, p. 233), dérencéphale ayant vécu un quart d'heure.
— Fauvel (*Hist. de l'Acad. des sciences*, 1711, p. 26), fœtus anencéphale ayant vécu deux heures et ayant donné des signes de sensibilité en recevant le baptême. — Sue l'ancien (*Magaz. encycl.*, t. XVI),
anencéphale ayant vécu sept heures. — Mery (*Hist. Acad. des sc.*, 1712),
anencéphale mort au bout de vingt et une heures et après avoir pris

L'indépendance du grand sympathique est encore démontrée : 1° par la sensibilité propre qu'il donne aux parties auxquelles il se distribue exclusivement (douleur provoquée en irritant soit les ganglions, soit les rameaux afférents, soit les branches périphériques du grand sympathique, douleurs extrêmement violentes des viscères dans des cas de maladie) ; cette sensibilité ne nous donne aucune notion sur l'état de nos viscères ; la douleur est tout ce que le nerf peut nous faire éprouver ; toutes les autres sensations (sensations de tact, de température, de contraction musculaire) lui sont inconnues ; 2° par ses fonctions motrices (mouvements péristaltiques des intestins, des uretères, des trompes, et, après la destruction de l'encéphale et de la moelle, persistance des contractions du cœur, même pendant quelques heures chez des jeunes chiens quand on entretient une respiration artificielle), qui permettent de considérer ses ganglions comme autant de centres nerveux distincts ; 3° par la soustraction à l'influence de la volonté des organes contractiles soumis au grand sympathique, etc.

g. Le cerveau ne joue aucun rôle dans le fonctionnement des appareils de la vie organique. — Nous n'avons pas à rappeler qu'on peut délimiter tous les nerfs de chaque appareil organique et qu'on ne voit pas leurs cellules d'origine se confondre avec les hémisphères, que tous les centres des appareils de cette vie sont répartis dans la moelle, y compris la moelle allongée, et que tous

de la nourriture. — Lallemand (*Observ. pathol.*; thèse, Paris, 1818) rapporte le cas d'un anencéphale, observé par Serres, à l'Hôtel-Dieu de Paris, qui vécut trois jours et fut nourri avec du lait et de l'eau sucrée, aucune nourrice n'ayant voulu lui donner le sein.

leurs nerfs ou filets de leurs nerfs sont divisibles par leur action en autant de départements nerveux qu'il y a d'appareils. D'autre part, si le centre des sensations propres à chacun de ces appareils réside dans le centre de l'appareil, comme la sensation du besoin de respirer réside dans le nœud vital, le cerveau n'a rien à y voir ; si le besoin, comme la faim, la soif, ne siége pas dans l'appareil, mais seulement dans le cerveau, ce n'est là qu'une sensation proprement dite, de même ordre que les autres sensations dites cérébrales, et ce n'est pas à dire que le cerveau ait à présider le fonctionnement de l'appareil digestif, pas plus qu'il ne fait le fonctionnement des organes des sens ; et quelle nécessité existe de faire relier tout exprès cette sensation par un système de nerfs qui du cerveau irait à la bouche, à l'estomac ? On objectera que ces deux derniers besoins ne se produisent que quand les liquides et les matières nutritives sont en moindre quantité dans l'organisme ; mais qu'est-ce qui prouve que ce n'est pas le sang lui-même qui, se trouvant dans des conditions anormales, ne va pas exciter dans le cerveau le siège de cette sensation ? Ces deux impulsions instinctives peuvent être excitées par les appareils des sens et sont satisfaites par l'appareil loco-moteur (tous appareils de la vie de relation) ; voilà en quoi seulement le cerveau prend part aux actes de la vie organique, c'est-à-dire qu'il conserve son rôle vis-à-vis des appareils de la vie de relation et reste indépendant des appareils organiques.

h. Le cerveau proprement dit, c'est-à-dire les hémisphères, forme un appareil distinct, l'appareil des facultés psychiques, et n'a à intervenir dans les appareils de la vie de relation, à laquelle il appartient , que comme organe de perfectionnement [1]. — En résumé, le cerveau, — outre sa condition d'être le siége exclusif des phénomènes intellectuels, affectifs et en partie des phénomènes instinctifs, ayant pour fonction de sentir d'une autre façon et de les faire ressentir ainsi les perceptions des éléments nerveux sensitifs de certains appareils, de donner la spontanéité aux actions qu'exécutent les appareils de la vie de relation, autrement dit ayant pour fonction de transformer les sensations, de rendre consciente la perception (sensibilité cérébrale), de faire naître (volonté) les excitations motrices spontanées qui déterminent les actes volontaires, de donner la spontanéité aux actes instinctifs, mais ne pouvant créer les sensations qu'il élabore ni en être le siége, ne pouvant engendrer (les corps striés, les couches optiques appartiennent à la moelle allongée) ou coordonner (cervelet, moelle, etc.) les mouvements, rôle qui appartient aux appareils de ces mouvements et dont il n'est pas le siége, et d'autre part le cerveau ne jouant aucun rôle dans le fonctionnement des appareils de la vie organique, — le cerveau ne peut être envisagé, au point de vue de la production et de l'existence des phénomènes vitaux, que comme simple appareil, au même titre que tous les autres. Il reste indépendant de chacun d'eux, comme chacun d'eux, à part dans une certaine mesure les appareils de la vie de

---

1. Sans en excepter l'appareil locomoteur, auquel il donne la spontanéité de la locomotion, mais dont il ne peut empêcher le fonctionnement et auquel il ne règle pas la coordination.

relation, reste indépendant de lui ; bien plus, son fonctionnement n'est pas indispensable à la vie, comme celui de la plupart des appareils : l'intelligence, les actes affectifs et en partie les actes instinctifs, les sensations élevées peuvent cesser ; la vie (caractérisée alors chez l'animal supérieur par une torpeur profonde) n'est pas supprimée pour cela (on peut la prolonger plusieurs mois et davantage chez les animaux supérieurs, lesquels paraissent seuls souffrir des lésions cérébrales, en pourvoyant à leur alimentation), et il n'est nullement démontré que les mouvements ne pourraient pas rester automatiques sans participation cérébrale.

En un mot, le cerveau, ainsi que la moelle, ne peut être envisagé que comme la réunion de centres distincts, et envisager l'ensemble des masses céphalo-rachidiennes comme les foyers des fonctions vitales serait envisager en même temps tous les appareils du corps qui ont leurs éléments nerveux dans ces masses, c'est-à-dire toute l'économie. *Le cerveau est un appareil de perfectionnement pour les appareils de la vie animale et seulement pour ceux-là.... de même que ceux-là peuvent se passer du cerveau pour manifester de la vie , de même que la vie organique*, en tant qu'expression de vie, d'animation de la matière, *peut se passer à la rigueur et momentanément de la vie de relation.*

En un mot, *chaque centre d'appareil restant distinct dans les masses encéphalo-rachidiennes* (et d'autres centres pouvant se rencontrer en dehors de ces masses), *les filets nerveux ne se confondant nulle part dans ces masses, les hémisphères étant distincts des autres éléments ner-*

veux, si centres, si cellules, si filets nerveux affectent ce mode d'agglomération, cette forme désignée sous le nom de système nerveux central, masses encéphalo-médullaires, c'est en raison de la grande friabilité de leur tissu, pour se trouver prémunis mutuellement dans des enveloppes et une boîte osseuse communes contre les causes extérieures ou les compressions des autres tissus, tous plus denses.

On ignore le mécanisme de l'activité cérébrale. On ignore par quel mécanisme une perception donne lieu à une conception, à une volition, et les théories actuelles, celle de Luys (basée sur les hypothétiques relations entre cellules nerveuses distinguées en motrices et sensitives, théorie de l'ébranlement des cellules par l'impression), celle de Butzke, Gerlach et Rindfleisch (non plus basée sur la cellule cérébrale, rendue organe secondaire, mais sur « la *substance nerveuse centrale*, sur la matière granuleuse interstitielle qui unit les prolongements des cellules ») sont loin d'être adoptées généralement. Une autre question y relative est celle que nous posons : le cerveau, qui pour accomplir les actes psychiques se passe des autres appareils et qui ne paraît pas avoir besoin que ses cellules soient en connexion avec les cellules des nerfs des appareils des sens (seuls appareils, y compris l'appareil locomoteur, avec lesquels il soit en relation), peut-il de même se passer de communication avec les cellules de l'appareil locomoteur pour agir sur cet appareil? La proximité des cellules des deux appareils (encéphalique, volonté, et locomo-

teur, corps strié, etc.) suffit-elle sans prolongements
de leurs cellules ?

Si, dans un sujet aussi délicat que celui du mécanisme
de l'activité cérébrale, il nous était permis d'énoncer
une opinion, nous dirions : De même que les propriétés
spéciales des éléments anatomiques, propriétés inhérentes à ces éléments, ne peuvent se manifester qu'avec
leur nutrition, leur composition chimique (condition de
leur vie), et se manifestent d'autant plus activement que
cette nutrition est plus active, de même les cellules nerveuses possèdent elles-mêmes les propriétés de perception, de conception, de volition et les manifestent par
le seul fait de leur nutrition ; certaines de ces cellules,
celles des facultés psychiques, possédant la faculté
d'augmenter le travail de ces propriétés seront, quand
elles augmenteront d'activité, le siége d'une plus grande
nutrition ; elles consommeront davantage d'oxygène et
de matériaux nutritifs. Ici encore, le contact du sang,
les phénomènes d'oxydation (la chaleur qui en résulte,
l'action de cette chaleur en entretien de l'activité de la
manifestation des propriétés, en entretien du travail de
la cellule) ont donc été la cause de la mise en jeu des
propriétés cérébrales des cellules nerveuses. Le sang a
ainsi apporté à chaque cellule son mode d'activité et le
pouvoir de répandre, en la modifiant, cette activité dans
ses prolongements.

7° LES RÉFLEXES.

Le mécanisme de l'innervation tel qu'on le comprend

aujourd'hui, c'est-à-dire réduit aux actes réflexes, est un puissant argument en faveur de la division du système nerveux en départements distincts, chez l'individu sain l'acte réflexe se passant exclusivement par appareil.

Mais l'acte réflexe doit être mieux déterminé [1], du moins quant à la nature de l'excitant.

On sait que pour le réflexe il faut une surface d'incitation, des nerfs centripètes sensitifs, un centre de réflexion, enfin des nerfs centrifuges moteurs, et que la surface d'incitation ne peut entrer en action qu'à l'aide d'un excitant. Or si, comme on paraît l'entendre, on dit les surfaces d'incitation toujours en rapport avec l'extérieur, soit directement (peau), soit par des conduits (voies respiratoires, digestives [2]), l'excitant ne pouvant jamais venir que du dehors, on n'aurait jamais que des excitants physiques et chimiques, et, ainsi compris, toutes les parties intérieures du corps ne pourraient par elles-mêmes jamais être l'origine de phénomènes d'innervation; il n'y aurait pas d'excitants vitaux. Il est vrai qu'on a accordé au cerveau la faculté d'emmagasiner, sans les renvoyer, quantité d'excitations (ce qui lui permettrait d'acquérir la mémoire) pour pouvoir à certains moments, par le fait de sa propriété de volonté (laquelle, d'après cette manière de voir, se développerait par voie

1. Nous n'avons plus à insister sur cette considération que l'acte réflexe ne concerne absolument que la partie nerveuse, et par suite musculaire, des tissus de l'organisme (et de plus l'appareil encéphalique), et que l'activité nerveuse ne représente dans chaque organe qu'une part seulement du fonctionnement de cet organe.

2. La surface des voies digestives, dont le bol alimentaire est l'excitant.

d'excitations externes), agir sur les moteurs et les sensitifs (sur ces derniers par neurilité) sans le concours d'excitations extérieures..., et, contradiction flagrante, d'aucuns supposent que pour certains actes (volonté) les cellules nerveuses sont susceptibles, par l'effet de leur nutrition, de se passer de l'excitation venue de l'extérieur (automatisme des centres nerveux).

Cependant, outre ces surfaces extérieures d'incitation, on commence à admettre des surfaces internes, mais jusqu'ici on n'en a adopté qu'une seule, la surface interne du cœur, pour faire mouvoir le cœur et mettre en activité tous les nerfs se distribuant à l'appareil circulatoire ; l'excitant est alors le sang. Mais, comme il faut dans ce cas que le sang soit oxygéné (et pour le cœur droit peut-être aussi chargé des produits de l'oxydation, l'acide carbonique) et que l'oxygène provient de l'air extérieur, tous les actes vitaux, tous les actes se passant dans l'intimité des tissus, autrement dit la vie, seraient subordonnés à cette condition d'excitations externes ; en un mot, il n'y aurait pas d'excitants vitaux, d'excitants tirant leur source dans l'économie même.

Eh bien ! cette manière d'envisager l'excitation fait étrangement méconnaître le mécanisme des phénomènes vitaux. D'abord nous ne voyons pas pourquoi le sang oxygéné, qui est agent de réflexes dans le cœur, ne le serait pas aussi bien dans les veines pulmonaires et par suite dans toutes les artères, et, en admettant, comme on le suppose, que le sang veineux soit excitant par son acide carbonique, pourquoi l'on ne considérerait pas toutes les surfaces séreuses des vaisseaux sanguins (artères, capillaires, veines) comme autant de surfaces d'incitation aussi bien pour l'appareil circulatoire lui-même que pour tous les organes et tissus dont les actes ont besoin de l'intervention nerveuse [1] ; tous les organes et tissus de l'économie contenant des vaisseaux sanguins, le sang serait ainsi l'excitant *nécessaire*, unique ou primordial, à toute manifestation nerveuse [2]. De plus, quelle que soit l'excitation, elle n'a d'action sur la matière organique que si celle-ci est vivante, ce qui suppose l'action préalable et continuée du sang tant sur les instruments du réflexe que sur les parties qui le subiront. Enfin, nous savons aussi que l'innervation ne contribue que pour une part à la manifestation des phénomènes vitaux ; il ne faut voir dans le réflexe que ce qu'il y a, c'est-à-dire, si l'on en excepte l'appareil encéphalique pour les facultés psychiques, l'action du nerf sur le muscle. — *Le sang est donc l'élément nécessaire à toute excitation.*

Les phénomènes réflexes auront aussi à être mieux déterminés quant au lieu même de la réflexion par les cellules. Ainsi un nerf peut se composer de faisceaux de filets destinés à des organes à usage distinct et quel-

1. On objectera que les parois des vaisseaux ne contiennent que les nerfs de la circulation ; mais les nerfs des surfaces dites d'incitation ne sont pas non plus à la superficie de ces surfaces ; la couche épithéliale qui les revêt n'a pas de nerfs, l'excitant doit la traverser pour impressionner les parties nerveuses souvent profondément enfouies dans les tissus sous-jacents ; — dans tout l'organisme, les éléments nerveux sont constamment en contact des capillaires et artérioles.

2. Les troubles dans l'état de ce sang détermineraient des réflexes dont la connaissance du mécanisme réduirait à bien peu de chose toutes les explications qu'on a voulu donner des manifestations nerveuses anormales.

quefois à des organes de plusieurs appareils (un nerf
pouvant même desservir à la fois des organes de la vie
organique et des organes de la vie de relation); il est
bien certain que tous ces faisceaux devant, à cause de
leur rôle, rester distincts entre eux depuis l'origine jusqu'à la terminaison, l'impression n'ira pas se faire à un
point unique pour tous, et que, dans l'espèce, il ne faut
pas confondre le point d'origine apparente [1], endroit où
tous ces filets viennent se réunir après avoir quitté leur
origine réelle, avec l'origine réelle (les centres) de ces
nerfs, laquelle est différente pour chacun d'eux ; que
l'anatomiste n'ait pu les découvrir toutes, les données
physiologiques ne forcent pas moins à les admettre.
Nous en dirons de même de la nature des centres com-
mandant à des filets nerveux de tronc différent.

Voilà, par exemple, le trijumeau et le facial; s'il est vrai
que tout se passe par des réflexes, sont-ce leurs anastomoses qui expliqueraient leur action commune et con-
nexe sur toute la face? Non. Puisqu'on admet que les
réflexes de ces nerfs-là ne peuvent se faire que par l'intermédiaire de la substance céphalo-médullaire, on ne
peut même pas dire que les anastomoses facilitent les
actions réflexes (ce qui semblerait pourtant assez ra-
tionnel si la plupart des organes n'étaient aujourd'hui
rattachés d'une façon définitive à des centres médullaires, car ces anastomoses n'ont lieu qu'entre nerfs se
rendant dans les organes de même appareil, exemple :
les deux moteurs oculaires et le pathétique s'anastomo-

____

1. L'origine apparente est dans ce cas une véritable anastomose
des filets nerveux distincts.

sant dans le sinus caverneux avec le grand sympathique et l'ophthalmique; etc.). Alors où se trouvent dans la substance cellulo-nerveuse les connexions de ces nerfs? Ces connexions se font-elles en un point toujours le même, ou sont-elles répandues, diffusées sur une grande surface de la masse cérébrale? Mais les noyaux d'origine des nerfs, les centres médullo-bulbaires connus à ce jour occupent un espace excessivement restreint dans la substance cellulo-nerveuse, et la physiologie expérimentale constate que ces centres n'ont pas de cellules d'irradiation et restent toujours distincts. On est obligé aussi d'admettre que ces centres, quand leur action se fait à l'aide de plusieurs nerfs, ne contiennent pas seulement des filets de racine d'un nerf, mais bien des filets de la racine de tous les nerfs participant à l'action; c'est ainsi que, admettant un centre bulbaire pour le phénomène de la déglutition, on devra dire que ce phénomène, qui pour se produire emploie des rameaux du trijumeau, du glosso-pharyngien, du pneumogastrique, rameaux renforcés par les anastomoses du facial et du spinal, a un centre composé de filets de ces nerfs; les noyaux d'origine, connus, de ces nerfs sont cependant bien distincts les uns des autres. Le trijumeau et le facial, que nous avons pris pour exemple, sont en partie des nerfs de la vie animale, en partie des nerfs se distribuant à des appareils de la vie organique; pour ces espèces de nerfs, ne pourrait-on pas dire : Tandis que les fonctions nerveuses des appareils de la vie organique paraissent se rattacher toutes à des centres cellulo-nerveux, les appareils de la vie animale, par le mode de leurs réflexes, semblent s'être approprié toute la substance médullo-encéphalique non occupée par ces centres et les nerfs de ces centres ?

Les phénomènes réflexes auront encore à être mieux déterminés quant au rôle de leurs agents, les conducteurs. Ainsi pour tout ce qui est mouvement, vous admettez la nécessité du réflexe, et, pour tout ce qui est exclusivement sensitif, le nerf doué de cette propriété n'a plus à avoir recours à aucune combinaison nerveuse : son nerf est sensitif, cela lui suffit pour percevoir ; il est vrai que, pour la commodité du sujet, quelques expérimentations ont facilité l'adoption de la conductibilité indifférente ou neurilité, comme on l'admet du reste dans certains cas pour le nerf moteur.

Toute l'étude des réflexes est dans ces quelques propositions :

Il n'y a pas d'organe ou tissu qui, recevant un nerf exclusivement sensitif, ne soit également pourvu d'un nerf moteur ; quand un organe ou un tissu ne reçoit qu'un seul nerf, ce nerf est toujours mixte ; un centre cellulo-nerveux de réflexion est toujours spécial à cet organe ou ce tissu, s'il n'est pas relié à des organes ou tissus de rôle similaire, lesquels auraient pour tous un centre de réflexion commun.

La cause du réflexe, c'est-à-dire l'excitant, est de toute nature.

Les instruments des réflexes ne peuvent être que des nerfs.

Un seul tissu subit l'action du réflexe et le manifeste, le tissu musculaire.

Excitant, nerf, muscle, de ces trois éléments, l'excitant est seul à définir.

Il y a deux sortes d'excitants à actes réflexes, les excitants extérieurs et les excitants internes. Les premiers sont ceux qui agissent sur les surfaces cutanées du corps et sur les surfaces des conduits communiquant avec l'extérieur. Les autres ne peuvent être que des parties constituant l'organisme ou des matières introduites dans l'organisme, et, comme les précédents, n'ont d'action pour les réflexes que sur les nerfs ; or, aucune substance de l'organisme sain ne peut impressionner le nerf que le sang, aucune matière introduite ne peut l'impressionner sans l'intermédiaire du sang ; toutefois la substance des hémisphères (mémoire, volonté) peut faire naître par elle-même des actes nerveux.

1° EXCITANTS EXTÉRIEURS :

a. *Excitants des surfaces extérieures du corps.* — Toutes les parties composant ces surfaces cutanées appartiennent-elles à la surface d'incitation ? La surface d'incitation ne peut naturellement être faite que de nerfs, de terminaisons nerveuses, qu'on sait être si nombreuses à la peau (papilles) ; or, la surface d'incitation se trouve dans le derme : aucun nerf n'est contenu dans les couches épithéliales. L'excitant aura donc à traverser cette couche pour impressionner les terminaisons des nerfs sensitifs ; cette couche est inerte au point de vue nerveux, sa nutrition seule fait sa vie et ses propriétés. D'autre part, aucun tissu, aucun élément anatomique n'étant vivant, n'étant susceptible de manifester de la

vie s'il n'est baigné des liquides nourriciers (ces liquides lui constituant état de vie), la suppression ou la
moindre quantité de ces liquides modifiant sa vitalité,
sa manière de la traduire, il semble que l'excitant a à
agir préalablement sur ces liquides avant d'agir sur
l'élément lui-même : ce serait l'ébranlement donné par
l'excitant à cette masse liquide qui déterminerait l'im-
pressionnabilité de la terminaison du nerf sensitif. Les
couches non nerveuses des épithéliums donneraient
crédit à cette interprétation : sous l'influence de l'excitation, les liquides nourriciers de ces couches épithéliales subiraient eux-mêmes l'action de l'excitant et la
transmettraient aux liquides des éléments nerveux
sous-jacents. Tel serait le mécanisme pour l'excitant
physiologique, celui qui se produit habituellement.
Quand l'excitant serait anormal, l'excitation porterait
sur la circulation même des vaisseaux (capillaires) qui
parcourent les éléments du derme ; le mouvement du
sang serait modifié ; par suite, des parties de tissus se
trouveraient brusquement ou trop surchargées ou pri-
vées d'une quantité de leurs matériaux habituels, et ce
serait de l'anomalie de cette nutrition, d'un changement
brusque dans leur état moléculaire, que résulterait l'im-
pressionnabilité nerveuse ; l'excitation peut être également assez forte pour agir sur les artérioles, qu'on sait
être directement excitables (froid, choc, chaleur), et la
circulation locale serait ainsi directement troublée par
l'excitant extérieur. L'excitation porterait dans ce cas à
la fois sur les nerfs de la surface d'incitation et sur les
vaso-moteurs de l'appareil vasculaire ; mais ces deux

groupes de nerfs réagiraient d'une façon différente ; tandis que les premiers transmettraient l'action incitatrice à leurs cellules nerveuses, les vaso-moteurs, par leur nature, perdraient toute influence sur la paroi vasculaire (voyez page 72).

Les excitants extérieurs sont les physiologiques : l'air ; et les excitants physiques, chimiques, mécaniques.

b. Les excitants agissant sur les conduits communiquant avec l'extérieur sont : l'air pour les surfaces des voies aériennes, les aliments pour les surfaces des voies digestives ; ces excitants agiraient d'une façon identique à l'excitant physiologique de la surface cutanée, d'autant plus qu'ils sont en partie absorbés et que l'épithélium de ces muqueuses a le rôle essentiel dans la fonction des organes qu'elles revêtent.

2° Le seul EXCITANT INTERNE est le sang. Les hémisphères cérébraux (sous l'influence du sang) peuvent (volonté) aussi produire des actes nerveux sans excitation venue de l'extérieur. — Le sang est non-seulement l'excitant de la surface endothéliale des parois des vaisseaux qui le contient, mais il est encore l'*excitant direct* de tous les éléments nerveux, les troubles dans leur nutrition traduisant du reste son action par des actes réflexes.

Une autre classification serait celle répartissant les excitants à actes réflexes en excitants physiologiques et en excitants anormaux[1] :

---

1. Chez l'individu paraissant jouir de son état de santé habituelle.

1° Excitants physiologiques :

a. *Excitants de la vie organique :* air et aliments, le sang.

Surfaces d'incitation de l'air : surfaces cutanées du thorax, surfaces des voies aériennes (appareil pulmonaire).

Surfaces d'incitation des aliments : surfaces muqueuses des voies digestives (appareil digestif).

Surfaces d'incitation du sang : surfaces endothéliales des vaisseaux (appareil de la circulation), surfaces endothéliales des vaisseaux des organes des appareils pulmonaire, digestif, sécrétoire (glandes et urination).

b. *Excitants de la vie de relation* [1] : excitants venant du dehors et ayant pour surfaces d'incitation toutes les surfaces extérieures du corps, sauf la surface cutanée du thorax (milieu ambiant, excitant d'ordre social), et excitant interne (le sang et hémisphères cérébraux).

2° Excitants anormaux :

a. *Excitants de la vie organique :* le sang modifié dans ses trois propriétés (quantité, composition, mouvement) [2], milieux ambiants, défectueux et matières ingérées non alimentaires.

1. Ces phénomènes réflexes se passent dans les départements nerveux de l'appareil locomoteur avec ou sans le concours de l'appareil encéphalique (volonté), et quelquefois simultanément avec celui des organes des sens ; les phénomènes réflexes des appareils des sens se passent individuellement par appareil : l'appareil encéphalique est pour chacun d'eux un organe de perfectionnement ; l'appareil encéphalique (hémisphères) emprunte aux nerfs sensitifs de l'appareil locomoteur et des appareils des sens leur mode de conduction pour l'excitation externe ; ce même appareil encéphalique peut par sa propriété de volonté manifester des actes nerveux, c'est-à-dire agir sur les muscles, sans l'intervention de l'excitation venue de l'extérieur.

2. Le sang représente ainsi les milieux ambiants défectueux et les matières ingérées toxiques ou non alimentaires.

b. *Excitants de la vie de relation :* les excitants physiques, chimiques [1], mécaniques non consentis et dont le réflexe n'est pas adapté à un but physiologique, enfin le sang modifié dans ses trois propriétés.

Tous les réflexes de la vie organique se passant par appareil, et les cas dans lesquels on voit une excitation portée sur un point d'un de ces appareils avoir son réflexe dans un appareil différent n'ayant jamais lieu dans un organisme sain [2] (exemple : les convulsions vermineuses, lesquelles ne se rencontrent que chez des enfants prédisposés dont les propriétés de tissus et notamment du tissu nerveux sont perverties [3]), les réflexes de la vie animale, malgré la relation d'un ou de plusieurs de ses appareils avec l'appareil encéphalique, se passant toujours par appareil, on doit envisager les réflexes comme une propriété de l'appareil dans lequel ils se produisent.

1. Notamment les excitants à fin d'expérimentation.

2. On peut très-bien s'expliquer aussi qu'un excitant morbide ou anormal porte à la fois son action sur plusieurs appareils et détermine simultanément des réflexes dans chacun d'eux, mais il va de soi que chaque réflexe se passera toujours dans son même département nerveux.

3. Dr Elie Goubert, *Des vers chez les enfants et des maladies vermineuses,* p. 20 et suivantes. Paris, 1878, chez O. Doin.

CIRCULATION, APPAREIL VASCULAIRE[1].

La cause de la circulation résulte de l'inégalité de pression que présentent les différentes parties du circuit vasculaire, d'un ventricule, source de fortes pressions, à l'oreillette de côté opposé, où pendant la durée de l'effort ventriculaire la pression est faible et même nulle par suite de l'état de relâchement (élasticité) de ses fibres musculaires, lesquelles permettent ainsi libre accès au passage du sang.

Les propriétés de tissu jouent le plus grand rôle dans les phénomènes de la circulation.

Grâce à leurs propriétés, entretenues par l'action de contact du sang, les ventricules et les oreillettes se lais-

1. A cause de son absence présumée de nerfs, nous passerons sous silence le système lymphatique, qui appartient à l'appareil vasculaire non-seulement parce que les vaisseaux lymphatiques à leur origine communiquent avec les capillaires sanguins (Sappey) et qu'il se termine dans les veines, mais parce qu'il a pour usage de concourir à l'absorption et de former les particules solides du sang (les lacunes étoilées sont remplies de granulations qui sont les premiers rudiments des futurs globules blancs, Sappey). Cette non-nécessité du nerf dans un appareil de cette étendue est un argument bien puissant en faveur de l'indépendance réciproque des éléments et tissus entre eux, le muscle excepté.

sent distendre par le sang et se contractent brusquement (et cela à cause du mode d'arrangement de leurs fibres) quand ils sont pleins, c'est-à-dire quand ils ont été distendus jusqu'à leur limite d'élasticité ; telle une corde d'arc très-tendue se détend brusquement [1]. Grâce aux mêmes propriétés, les artères, dont la tunique moyenne [2] est composée des deux tissus éminemment élastiques, le tissu jaune et le tissu musculaire (muscle lisse), se laissent distendre par l'ondée sanguine pour revenir ensuite, tout en faisant effort sur le sang, au diamètre normal. Cette action des artères régularise la circulation générale en transformant le jet intermittent du cœur en jet continu. — Rappelons à ce sujet que les deux tissus de la paroi moyenne des artères sont disposés de telle façon que l'un, l'élastique, tend à maintenir le vaisseau largement béant, et l'autre, arrangé en couches circulaires, tend à en fermer la lumière ; c'est de leur antagonisme que résulte cet état de tension permanente appelé tonicité, qui, très-favo-

---

1. Sans chercher à rajeunir les idées hallériennes sur l'indépendance du cœur par rapport au système nerveux et le pouvoir d'excitation du sang sur la contraction de ce muscle creux, on ne peut s'empêcher de se demander, en raison de la facilité à comprendre le mécanisme de la circulation sans l'intervention nerveuse et par le seul fait des propriétés inhérentes à la fibre musculaire, si le nerf a bien été indispensable à cette action.

2. La tunique interne intéresse plus spécialement le sang qu'elle contribuerait à maintenir fluide (Glénard, *Contribution à l'étude des causes de la coagulation spontanée du sang à son issue de l'organisme*, thèse, Paris, 1875) ; la tunique externe est faite de tissu lamineux dont les fibres entrecroisées sont mélangées à une petite quantité de fibres élastiques ; elle est résistante et extensible et n'est qu'une gaîne aux yeux des physiologistes, bien qu'elle paraisse servir aussi à renforcer la paroi moyenne et à l'empêcher de dépasser une limite fixe de dilatation.

rable à leurs propriétés d'élasticité, les rend plus aptes à entrer en activité. D'autre part, ces deux tissus sont inégalement répartis ; dans les grosses artères, l'élastique est surtout abondant : aussi ces artères ont-elles une forme cylindrique ; dans les artères moyennes, ils sont en égale proportion : la forme du vaisseau est celle d'un cylindre aplati à la lumière transversale ; dans les artérioles, le tissu musculaire se trouve en plus grande quantité, l'aplatissement des parois y est bien plus marqué. La forme *naturelle* des artères est celle d'un ruban creux à parois aplaties et presque en contact.

La présence des nerfs du cœur force d'admettre leur action ; mais cette intervention continue ou périodique du système nerveux, laquelle ne peut se produire que si les conducteurs et les centres ont subi l'action du contact du sang, n'agit-elle pas plutôt comme action auxiliaire, action de renforcement, de perfectionnement (cas tératologiques, anencéphales, etc. ; sans pneumogastrique, le cœur fonctionne, et Ludwig concluait même que la moelle, c'est-à-dire le grand sympathique, n'exerce aucune action directe sur le cœur) ? Quoi qu'il en soit, les nerfs n'auraient pas à intervenir dans la distension des poches cardiaques, l'élasticité étant une propriété exclusive aux muscles ; ils contribueraient seulement, concurremment avec la propriété spéciale de la fibre, à la contraction ; et, quant à régler la succession des mouvements cardiaques, il semble qu'il y a à tenir au moins tout autant compte de la disposition même des différentes parties constituant le cœur, de leur organisation, de leur structure, des propriétés d'élasticité sinon de contractilité, enfin de l'ensemble du fonctionnement de l'appareil vasculaire. — Ils peuvent troubler une fonction, mais non la régler ; exemple : si des modifications viennent à se produire dans parties des tissus sur lesquels ils agissent, le rôle des nerfs intacts restant *toujours* le même, les troubles fonctionnels seront bien plus accusés.

Incidemment, faisons remarquer que, pour les phénomènes normaux, pas n'est besoin d'invoquer une *action paralysante* de tel nerf sur tel autre ; chaque nerf a son action ; mais ces deux actions en présence s'harmonisent, se combinent, et cet équilibre est dû, au moins en partie, aux tissus sur lesquels ces nerfs agissent, ces tissus ayant également des propriétés spéciales. Ainsi, dire du pneumogastrique qu'il est nerf modérateur, du grand sympathique qu'il est nerf accélérateur, n'est pas exact, puisque ces deux nerfs n'ont pas cette action à l'état normal : le pneumogastrique n'est ralentissant que quand le grand sympathique fait défaut ; celui-ci n'est accélérateur que quand le pneumogastrique cesse son action ; la section du pneumogastrique accélère les battements du cœur non parce qu'il supprime son action modératrice, mais parce que le grand sympathique restant seul à agir recouvre alors seulement son action, que l'expérimentation (mode plaçant toujours l'économie dans des conditions anormales) nous dit être accélératrice.

Nerfs des parois vasculaires, vaso-moteurs. — Jusqu'à ce jour, on n'a pas trouvé le besoin d'établir un

groupe de nerfs pour les grosses artères ; les veines paraîtraient se passer d'eux, et les capillaires en sont certainement dépourvues. Ajoutons que les artères moyennes
ne peuvent, par suite de l'abondance de leur tissu élastique, obéir passivement à des nerfs. La question des
nerfs pour les artérioles est grosse d'interprétations : ce
sont les *vaso-moteurs*, ces filets du grand sympathique,
qui, pour un certain nombre de physiologistes contem·
porains, seraient chargés de modifier les circulations
locales par la contraction (anémie) ou la dilatation
(hyperémie) des petits vaisseaux, de régler à eux seuls
les apports du sang dans les tissus, c'est-à-dire régler
la distribution et des matériaux et de la chaleur, et
même régler la production de cette chaleur, conséquemment commander aux capillaires et par suite à la
circulation veineuse pour de là réagir sur le cœur (faciliter ou entraver ses efforts) et sur la circulation générale.

Expériences : Quand on coupe les filets nerveux qui
animent les muscles circulaires des artérioles, on détermine ce que l'on a appelé une paralysie de ces fibres
musculaires, dont le résultat est de la dilatation vasculaire, un état congestif consécutif et l'élévation de température des régions correspondantes. D'autre part, la
galvanisation du bout périphérique des nerfs sectionnés
détermine les vaisseaux à se contracter de nouveau, et
jusqu'à arrêter le cours du sang dans leur intérieur ; en
même temps, toute trace de congestion s'efface, et la
température s'abaisse parallèlement. — De là l'adoption pour les artérioles de deux espèces de nerfs, des

nerfs vaso-constricteurs et vaso-dilatateurs ou paralysants.

Mais, comme normalement la quantité du sang reste
toujours la même dans tout le circuit vasculaire, que
normalement la circulation générale conserve en tout
temps le rhythme connu, avec une vitesse et une pression identiques, que les apports dans les tissus paraissent régis surtout par cette circulation générale et ne
peuvent être entravés d'une manière sensible par des
troubles se passant accidentellement dans un point quelconque de l'économie, force a été d'admettre que ces
vaso-moteurs sont le plus souvent à l'état d'inactivité,
du moins pour l'un d'eux, le dilatateur, — le constricteur
se bornant à tenir ces vaisseaux dans un état de tension
permanente, tonicité, *tonus vasculaire*, état intermédiaire entre la dilatation et la contraction des vaisseaux
et état négatif au point de vue de la fonction. Si bien
que ces vaso-moteurs non-seulement n'auraient pas un
rôle physiologique régulier, et par suite les circulations
locales auraient ou à se faire irrégulièrement ou à emprunter, dans l'intervalle des repos, le concours de la
circulation générale, mais encore le dilatateur ne pourrait entrer en action que quand tout tonus aurait cessé.

C'est pour expliquer le mécanisme d'action du dilatateur qu'on a invoqué la possibilité d'une action suspensive
ou d'arrêt du dilatateur sur le constricteur. La question
alors serait de savoir si le nerf est encore actif après
cette suspension et si c'est lui qui fait la dilatation. Il faut
bien se rappeler que, d'après la disposition des fibres
musculaires (et, dans les artérioles, les fibres élastiques

étant rares), le vaisseau privé de son état de tension tend
à fermer sa lumière, c'est-à-dire à revenir à sa forme
naturelle, et que le rôle d'un nerf sur un muscle est
plutôt de le contracter que de le dilater. Or, il y a un
élément dont on ne tient pas assez compte, nous voulons parler du sang, dont la pression est encore là de 14
à 13/100 d'atmosphère et qui, n'étant plus retenu par
la tonicité du muscle, presse sur les parois et les distend
en raison de leur élasticité, le muscle étant le tissu le
plus élastique de l'économie. Ce qui donnerait un
certain poids à cette manière de voir, c'est que nous
avons là un muscle lisse, lequel est dans l'économie
lent et paresseux à se contracter comme à se dilater
sous l'action nerveuse et qui agirait tout différemment
sous une pression mécanique [1].

Ceci posé, cherchons à pénétrer le rôle physiologique de ces deux nerfs. Des données expérimentales, il
suit qu'à l'état de non-activité on ne peut leur attribuer
qu'une action intermédiaire entre cette dilatation et la
contraction ; l'état de tonicité, bien qu'il existe pour les
artères moyennes par le seul fait des tissus de la paroi
moyenne, satisfait l'esprit ; mais peut-on concevoir
dans l'économie saine un nerf, le dilatateur, à l'état
habituel de repos absolu ? C'est anti-physiologique ; de
plus, *les phénomènes auxquels ces nerfs paraissent être
liés* (rougeur de la face, turgescence des tissus érectiles,
hyperémie et sécrétion plus abondante des glandes, etc.)

1. On pourrait appliquer cette explication à divers sphincters de
l'économie : le nerf fait le tonus ; que celui-ci soit interrompu, c'est
la pression du liquide ou matière retenus qui fait la dilatation.

n'ont lieu qu'accidentellement, et il faut souvent que l'excitant porte directement sur la partie intéressée; ces phénomènes se passent toujours dans des régions préparées *ad hoc*, où existe une disposition spéciale des vaisseaux et toujours en nombre plus considérable. Y a-t-il aussi chez l'être sain beaucoup de phénomènes qui empruntent la contraction du vaisseau? D'autre part, ces phénomènes sont subordonnés à l'état de nutrition des vaisseaux qui leur donne naissance; il y a un rapport constant entre l'état de tonicité ou de relâchement des parois et la nutrition normale ou anormale de ces parois.

Il nous semble donc que mieux est de concevoir les vaso-constricteurs et les vaso-dilatateurs concurremment en activité, de dire que tous les deux se font équilibre, que c'est de cet état que résulte le tonus vasculaire, lequel rompu rend le vaisseau à ses propriétés vitales, et c'est ainsi que, débarrassé de toute action nerveuse, il se laissera distendre par l'ondée sanguine jusqu'à ce que l'action existante cesse, moment où le nerf reprend ses droits. Maintenant comment le tonus peut-il se rompre, comment l'excitant qui crée le phénomène de dilatation peut-il supprimer l'action nerveuse? Est-ce par excès d'excitation, par épuisement nerveux? Mais quand l'excitation vient du cerveau, l'action nerveuse paraîtrait n'avoir qu'à y gagner. L'excitant agit-il d'abord sur le dilatateur, lequel, recouvrant son action, supprimerait celle du constricteur? N'est-ce pas plutôt par suite de modifications, sous l'influence de la cause excitante, survenues dans l'état et le mouvement du

sang contenu dans ces vaisseaux et les alimentant [1], que
le nerf, se trouvant dans des conditions différentes de
milieu, est privé de toute son activité ? Quoi qu'il en soit,
étant données les propriétés particulières des tissus qui
composent la paroi moyenne de l'artériole, l'indépendance des vaisseaux après la suppression du tonus nous
semble un fait des plus plausibles. — D'où nous ne
voyons pas la nécessité d'avoir créé deux espèces de
vaso-moteurs.

Quant à expliquer l'expérience, nous dirons : Lorsque
vous coupez le nerf, vous supprimez la tonicité, et les
vaisseaux se laissent distendre par le sang et causent les
accidents des dilatations (congestion, caléfaction). Exci-
tez-vous le bout périphérique, vous rappelez le tonus ;
mais, comme le nerf se trouve dans les conditions d'excitation par lesquelles il avait dû suspendre son action,
il réagit mal ; la paroi est impressionnée, comme elle
le serait par un excitant direct [2] ; le muscle devient actif,
fait effort sur le sang et retourne à sa forme naturelle
(laquelle représente la contraction pour le vaisseau).

Quel est donc le rôle des vaso-moteurs ? — Leur rôle est de
tenir les parois des petites artères dans un état de tension
permanente permettant au sang de circuler dans un tube

1. On sait que la tunique externe des artères contient les vaisseaux
sanguins nourriciers (les *vasa vasorum*), que la tunique interne et
les couches adjacentes de la tunique moyenne en sont dépourvues et
conséquemment doivent plutôt tirer leurs matériaux nutritifs directement du sang qui circule dans les vaisseaux.
2. Les vaisseaux étant directement contractiles sous l'influence
d'un excitant quelconque (froid, chaleur, choc). C'est justement parce
que l'on méconnaît cette contractilité directe de la plupart des tissus
de l'organisme qu'on en arrive à se persuader que le système nerveux est l'intermédiaire obligé de toute excitation.

rigide. Mais ce rôle est-il indispensable à la circulation du sang dans les petites artères ? Entre autres raisons, quand vous supprimez la circulation dans une région du corps par la ligature ou la section de l'artère, la nutri-tion et l'activité de la région ne tardent pas à se rétablir, car des vaisseaux de nouvelle formation viennent de sup-pléer au tronc vasculaire et à ses quelques branches dé-truits ; or ces nouveaux vaisseaux ne sont pas accompa-gnés de nerfs, puisque ceux-ci se reproduisent peu, que la cellule nerveuse seule se reproduit rapidement et que son prolongement cylindraxe ne prendrait pas forcément la direction nécessaire : *le tonus vasculaire n'est donc pas in-dispensable à la circulation du sang dans les petites artères ;* c'est donc la circulation générale, la masse du sang mise en mouvement, ses conditions de pression et de vitesse qui règlent la quantité de sang nécessaire aux circulations dites locales, qui règlent les circulations locales. — Quand le vaso-moteur supprime son action, il le fait sous l'influence d'un excitant soit extérieur, soit interne (le sang) [1], mais c'est le muscle seul qui en produira le résultat (dilatation, contraction du vaisseau) ; or ce ré-sultat a sa source première dans l'excitant qui a supprimé l'action nerveuse. Conséquemment, les vaso-moteurs ne sauraient régler dans certains cas (hyperémie de la face, turgescence des tissus érectiles, etc., dans ces cas pour lesquels on avait cru surtout devoir admettre leur action) les circulations locales.

Ne terminons pas ce qui est relatif à la circulation

---

1. Et, vraisemblablement, seulement interne.

sans parler du nerf de Cyon. Rameau du pneumogastrique, ce nerf sensible du cœur agirait par un réflexe sur
les nerfs splanchniques pour amener la dilatation des
vaisseaux des viscères abdominaux, ce qui aurait pour
résultat de diminuer la pression et de soulager dans
une certaine mesure les efforts du cœur. — Cette action
s'exécute-t-elle d'une façon continue ou accidentelle?
Quel rapport y a-t-il à établir entre ces réflexes, lesquels
ne se font sentir que dans une seule région, et région à
circulation spéciale, de l'économie, et l'action des vaso-
moteurs?...... Généraliser l'action du nerf de Cyon à toutes les voies de la circulation périphérique, dire que par
des réflexes des nerfs partant du cœur pourraient agir de
même sur d'autres points de cette circulation, serait modifier bien étrangement les idées reçues touchant le
fonctionnement du cœur et de l'appareil circulatoire,
touchant l'action de la moelle sur le cœur. Et que de-
viendraient les vaso-constricteurs, ceux-là mêmes qu'on
dit faire le tonus vasculaire, état habituel de l'artériole?

Chaleur, nutrition.

Tout organe produit de la chaleur; c'est le résultat
obligé des oxydations dont il est le siège, et cette production de chaleur est en raison directe de son fonctionnement. Or c'est le nerf qui fait ce fonctionnement;
donc le nerf est cause de cette augmentation de chaleur.

Tout organe produit de la chaleur, grâce, à la vérité,
au sang qui, outre les matériaux nutritifs, apporte dans
l'intimité de ses tissus le gaz (l'oxygène) nécessaire à
ses combustions et lui remporte le gaz résultant de cel-

les-ci (CO_2) ; mais c'est le système nerveux qui fait mouvoir ce sang ; ce sont les vaso-moteurs qui règlent l'apport du sang dans les capillaires, siège exclusif de tout échange avec les tissus, et c'est d'après le plus ou moins de sang qu'ils ont laissé passer qu'il y a plus ou moins de chaleur.

En réglant l'apport du sang dans les capillaires, le système nerveux préside ainsi à la nutrition des tissus.

Telles sont les conclusions auxquelles sont arrivés d'éminents physiologistes, et cela en s'appuyant sur le rôle des vaso-moteurs, rôle qu'ils avouent eux-mêmes encore fort hypothétique. Ainsi, fonctionnement de l'organisme exclusivement nerveux, toutes manifestations vitales (la nutrition seule les donnant) d'essence exclusivement nerveuse..... Mais c'est la négation absolue des propriétés des éléments anatomiques, des propriétés des tissus !

Notre réponse est dans toutes les pages précédentes.

APPAREIL RESPIRATOIRE. — Il y a deux temps dans l'acte respiratoire. Dans le premier, les nerfs seuls permettent par le diaphragme et par les muscles thoraciques à la cage thoracique de se dilater et par suite de déterminer la dilatation du poumon, laquelle ouvre accès à l'air extérieur. Dans le deuxième temps, le poumon, par sa seule propriété d'élasticité, revient sur lui-même et exécute à lui seul le mécanisme de l'expiration ; le poumon, par son retrait, commande ainsi aux côtes et aux muscles de reprendre la place primitivement occupée. Voilà pour l'acte respiratoire régulier et habituel, auquel ne participent pas les muscles dits expirateurs ni les muscles auxiliaires des fortes inspirations, dont les actions existent seulement dans l'acte respiratoire exagéré.

Les nerfs feraient donc la fonction respiratoire, puisqu'elle ne peut s'exécuter sans les mouvements de la cage thoracique. Mais c'est là l'acte purement mécanique ; l'acte vital par excellence se passe dans les alvéoles intra-pulmonaires, dans les surfaces intra-pulmonaires, à l'abri de toute intervention nerveuse, grâce aux propriétés spéciales des éléments épithéliaux de la muqueuse et des capillaires. L'action nerveuse de la cage thoracique est elle-même subordonnée à l'excitation externe, l'air, qui fait le réflexe, et à l'excitation interne, le sang, qui met toute la substance nerveuse respiratoire en état de manifester ses propriétés ; de plus, le nerf n'a pas pris part dans l'évolution de la masse pulmonaire.

Les phénomènes mécaniques qui se passent dans les voies aériennes (fosses nasales, pharynx, larynx, trachée) n'ont qu'un rôle secondaire.

Doit-on comprendre dans l'appareil respiratoire les muscles de la cage thoracique, muscles volontaires qui paraissent plutôt appartenir à l'appareil locomoteur ? Forcément, puisque le poumon ne peut se dilater que s'ils entrent en action. Alors l'appareil respiratoire serait mixte, dépendrait d'une part du centre bulbaire et d'autre part du centre de la volonté. Et cependant, si vous supprimez les hémisphères (siège assigné à ce centre de la volonté), ces muscles continuent à agir, et, quand vous supprimez le centre bulbaire, tout fonction-

nement musculaire s'arrête ? Ou le centre de la volonté
(le centre locomoteur) n'est pas dans les hémisphères,
comme tout engage à l'y placer, ou l'appareil respiratoire est bien un appareil uniquement de la vie organique ayant ses muscles appartenant à cette vie et jouissant de plus du pouvoir volontaire. — Nous savons
aussi que les muscles auxiliaires des inspirations et
expirations exagérées appartiennent également à cet
appareil soit dans la totalité de leurs fibres, soit dans la
partie spéciale à l'acte respiratoire.

Appareil digestif. — Toute la fonction digestive se
trouve résumée dans le rôle de l'épithélium qui tapisse
la muqueuse et dans le rôle de celui qui constitue les
glandes. C'est en vertu de leurs propriétés spéciales,
propriétés qu'elles tiennent d'elles-mêmes, mais qu'elles
ne peuvent manifester que si elles sont vivantes, c'est-
à-dire vivifiées par le sang, que les cellules épithéliales
font l'absorption et les sécrétions qui en dépendent
(voir *Système sécrétoire*, p. 82 et suivantes).

Le fonctionnement mécanique est d'ordre musculo-
nerveux, mais toujours sous cette condition que le muscle et le nerf aient été préalablement préparés à leur
action par le contact du sang et que le sang continue à
les visiter. — Du reste, ce fonctionnement n'est qu'un
phénomène accessoire dans l'acte physiologique de la
digestion, et le canal digestif d'un grand nombre d'êtres
animaux vivants ne paraît pas jouir de mobilité, de contractilité.

Nous avons dit que rien n'autorisait à faire rentrer le

besoin de la faim et celui de la soif dans l'appareil digestif, dans lequel on ne trouve pas à les localiser, mais de les envisager comme des sensations cérébrales (de même nature que les sensations proprement dites), provoquées par l'état du sang et dans certains cas par une excitation extérieure ayant pour surface d'incitation les organes des sens.

Comme il était aisé de le prévoir, les deux sphincters bouche et anus sont, dans l'espèce humaine.et chez les grands animaux, des organes de l'appareil locomoteur; c'est là le seul mode de connexions, du reste obligé, des deux vies; étant donnée la nécessité de ces deux vies pour le maintien de l'existence chez tous ces êtres, il faut avouer que ces connexions ne sauraient influer sur la fonction des deux appareils intéressés, chacun ayant son innervation, ses éléments anatomiques particuliers, ni sur l'indépendance réciproque de tous les appareils de l'économie.

APPAREIL URINAIRE. — La sécrétion urinaire s'exécute sans le concours du système nerveux, ou du moins cette influence nerveuse se réduit à l'action vaso-motrice telle que nous l'avons indiquée (la tonicité du muscle des parois vasculaires, état permanent et purement passif, ne pouvant s'interrompre qu'anormalement quand l'excitation que détermine le sang sur le nerf vient à être troublée par modifications dans l'état du sang; par suite de cette rupture du tonus vasculaire, l'afflux et la pression du sang dans les capillaires du glomérule et de la masse rénale sont modifiés de façon temporaire). On comprend en effet que la pression qui fait filtrer l'urine est uniquement dans le système vasculaire général et ne puisse être déterminée par les artérioles rénaux seuls. L'excrétion de l'urine jusqu'à la vessie se fera de même par *vis a tergo*.

C'est encore grâce à une propriété, toute de tissu, de l'épithélium de la vessie, que l'urine qui y séjourne n'imbibe pas les parois et n'est pas résorbée; c'est aussi en vertu de leur seule élasticité (et non de leur contractilité) que les fibres musculaires formant le col de la vessie s'opposent au passage de l'urine.

La sensation dite besoin d'uriner réside également dans l'appareil (y compris le centre de cet appareil[1]); elle est due tant à l'irritation que détermine sur la fibre musculaire de la vessie la trop grande distension de ce réservoir par l'urine et à la contraction qui en résulte, qu'à l'arrivée consécutive d'une petite quantité d'urine sur la muqueuse prostatique, laquelle, douée d'une grande sensibilité, détermine le réflexe. C'est au niveau de cette muqueuse que se trouve le muscle de Wilson, véritable sphincter uréthral qui est considéré comme jouant seul le rôle de sphincter *volontaire* pour la vessie.

Système sécrétoire.

On sait qu'il y a dans l'économie deux sortes de glandes : les glandes pourvues d'un canal excréteur ou

---

1. Budge a placé ce centre au niveau de la quatrième vertèbre lombaire (chez le lapin et le chien); Kupressow le place entre la cinquième et la sixième vertèbre lombaire.

de conduits qui en tiennent lieu : le foie (pour la sécrétion biliaire), les poumons, les glandes salivaires, les reins, les testicules, les glandes mammaires, etc. ; et les glandes incomplètes, *de structure analogue à celle des précédentes*, mais non pourvues de conduits excréteurs et chez lesquelles les matières sécrétées ne peuvent sortir que par absorption, c'est-à-dire en rentrant dans le sang ; tels sont le foie (pour la fonction glycogénique), la rate, les capsules surrénales, les ganglions lymphatiques, les follicules clos du tube digestif, etc. On sait que les glandes proprement dites peuvent toutes être réparties, d'après la forme et l'agencement de leurs éléments, en deux groupes : 1° les glandes en grappe, divisées en glandes simples (formées d'un seul lobule ou d'un petit nombre de lobules : glandules muqueuses, glandes à suc gastrique, glandes sébacées, etc.) et en glandes composées (glandes lacrymales, glandes salivaires, pancréas, prostate, glandes mammaires, poumons) ; 2° les glandes en tube, dont les éléments sécréteurs ont la forme tubuleuse, glandes divisées en glandes simples (glandes en tube du canal digestif, glandes utérines, glandes sudoripares) et en glandes composées (testicules, reins, foie biliaire). Mais ce qu'il importe surtout de se rappeler pour ces glandes, c'est leur structure, laquelle est la même pour toutes. Toute glande simple ou tout lobule de glande composée a ses éléments anatomiques ainsi disposés, en procédant de dedans en dehors :

1° Couche de cellules épithéliales, dont la forme varie suivant le genre de glandes ; ces cellules épithéliales ou glandulaires représentent la partie essentielle de la glande, elles résument à elles seules les propriétés du tissu glandulaire.

2° Membrane propre ; cette membrane serait amorphe ou mi-partie amorphe du côté de l'épithélium et mi-partie formée de tissu conjonctif ; pour Boll, Kölliker, Ranvier, elle représenterait, du moins pour un certain nombre de glandes (la sous-maxillaire notamment), une lame de tissu conjonctif dans laquelle des cellules anastomosées formeraient une sorte de réticulum ; enfin elle peut manquer. Cette membrane ne contient jamais de nerfs.

3° En dehors de cette membrane propre se trouvent les vaisseaux sanguins, en nombre très-considérable, les nerfs, les origines des vaisseaux lymphatiques, quelquefois des fibres musculaires lisses accolées en couches plus ou moins épaisses autour de la membrane propre, enfin du tissu conjonctif qui relie entre eux tous ces éléments, ainsi qu'il relie les tubes et les lobules des glandes composées. C'est ce tissu cellulaire qui constitue autour de quelques glandes (foie, rate, testicules, ovaires, reins) une véritable membrane d'enveloppe générale fibreuse. On y rencontre aussi quelquefois, disséminées dans la masse, des fibres élastiques.

Eh bien ! pour toutes ces glandes, complètes comme incomplètes, ce sont encore les éléments épithéliaux et le sang qui font la fonction : le sang par l'apport des matériaux, les cellules épithéliales par l'élaboration de ces matériaux, en vertu des propriétés spéciales de ces cellules. Selon la nature des glandes, l'épithélium agira

par simple filtration du plasma du sang (le plasma passe
à travers la couche épithéliale, s'y modifie et sort par le
canal excréteur sans entraîner avec lui d'éléments solides, glandes à épithélium simple), ou, siège d'une reproduction très-active, fera subir à une partie de ses
cellules une fonte qui constituera la matière élaborée
(glandes à épithélium stratifié : testicules, glandes
sébacées, mammaires, etc.). Quant aux glandes incomplètes, les phénomènes se passent comme pour les
autres éléments anatomiques : le sang apporte les matériaux et remporte les déchets organiques ; mais il y a
de plus un produit sécrété que le sang emportera, quelquefois de concert avec les lymphatiques, et qui sera
distribué dans les tissus ou éliminé de l'organisme.

De tous les autres éléments composant le tissu glandulaire, aucun, si l'on en excepte le nerf pour les glandes salivaires (fonction gustative), n'a de rôle important.
La membrane propre n'est qu'une membrane de soutien
pour la couche épithéliale, son action physiologique est
passive : le plasma du sang la traverse comme une
membrane organisée du dialyseur ; les fibres musculaires n'existent pas pour toutes les glandes, mais leur
présence dans des glandes doit expliquer celle de
certains nerfs ; les vaisseaux lymphatiques prennent
leur origine dans la substance conjonctive et n'ont de
rapport qu'avec les capillaires sanguins.

Reste le nerf, sur lequel nous devons insister, un certain nombre de physiologistes lui attribuant le rôle prin-
cipal dans la sécrétion des glandes. Toute la discussion
roule sur cette question : Y a-t-il des nerfs sécréteurs ?

Prenons pour exemple la glande sous-maxillaire dont l'innervation avait précisément servi dans le principe à établir dans les vaso-moteurs des artérioles l'existence de filets constricteurs et de filets paralysants ou dilatateurs, et a puissamment contribué à étayer cette théorie des vaso-moteurs de laquelle il résulterait que tout acte vital ne peut s'exécuter sans le concours du système nerveux.

Les nerfs de la glande sous-maxillaire sont : 1° les filets du grand sympathique qui accompagnent l'artère faciale et les ramifications nerveuses; 2° des filets de la corde du tympan; 3° des filets sensitifs provenant de la racine sensitive du ganglion sous-maxillaire, le lingual.

Des expériences de Ludwig, Rahn, Becher, Cl. Bernard, Czermak, etc., sur les nerfs de cette glande, sont nées deux théories nerveuses de la sécrétion : celle de Cl. Bernard, qui attribue la sécrétion à une action paralysante de la corde du tympan sur les nerfs vaso-moteurs sympathiques (le réflexe se passant ainsi : l'excitation portée sur les extrémités du nerf sensitif le lingual est transmise à l'encéphale, puis réfléchie sur la corde du tympan nerf moteur, qui, paralysant le grand sympathique, amènerait la dilatation vasculaire et la sécrétion); celle de Ludwig et de Vulpian, dans laquelle l'action des nerfs n'est plus dépendante des phénomènes circulatoires, mais s'exerce directement sur les cellules glandulaires, grâce à l'existence de nerfs sécréteurs entrant en action sous l'influence d'excitations réfléchies (émotions morales, excitation de la muqueuse

buccale et du nerf lingual, du pneumogastrique [Oehl],
de la muqueuse stomacale).

Cette dernière théorie, dont l'évidence était démontrée si les filets nerveux avaient été par leur terminaison en contact immédiat avec les cellules épithéliales,
n'est guère soutenable devant le peu de crédit accordé
aux recherches de Pflüger (ramifications nerveuses terminales dans les cellules épithéliales des glandes salivaires du lapin), de W. Krause, Beale, Reiche, Schlutter.
Pour Kölliker, les cellules multipolaires de Pflüger, les
cellules étoilées de Krause seraient des formations in-
différentes, appartenant à la membrane d'enveloppe des
lobules, comme les éléments analogues que l'on rencontre dans le rein et le foie.

La théorie de Cl. Bernard a l'avantage de ne pas ren-
verser les idées admises sur la terminaison des nerfs :
les filets terminaux du grand sympathique sont forcément dans la paroi musculaire des vaisseaux ; ceux de
la corde du tympan doivent accompagner les filets du
grand sympathique pour avoir sur eux leur action paralysante et même se trouver dans la paroi moyenne du
vaisseau (nous en verrons plus bas la raison) ; enfin le
lingual n'aurait que faire dans les cellules épithéliales,
puisque, nerf sensitif, il est là pour transmettre l'excitation au centre nerveux du système sécrétoire intéressé ; sécréteur ; la place de ses filets terminaux est
plutôt dans la partie la plus rapprochée de la surface
extérieure (excitant externe, substance gustative) et
mieux encore à côté des vaisseaux, là où l'anatomie
les a trouvés, le sang pouvant être origine d'excitation

et déterminer le réflexe tout comme l'excitant extérieur (expériences de Magendie : le chien dans les
veines duquel il injectait du lait salivait, se léchait
les lèvres avec la langue; expériences de Cl. Bernard :
coloquinte injectée dans les veines d'un chien et produisant aussitôt la salivation et la sensation du goût
amer démontrée par les mouvements de la langue).
Mais cette théorie a aussi été bien ébranlée par les expériences ultérieures : la sécrétion de la salive par l'action
du grand sympathique ne paraît pas se faire normalement sous l'influence du réflexe, et Cl. Bernard, à la
suite d'expériences d'Eckhard et d'Adrian démontrant
que la salive produite expérimentalement par l'excitation du grand sympathique est beaucoup plus épaisse et
que les vaisseaux sont trouvés contractés, dut distin-
guer dans la sécrétion l'acte excréteur, dépendant seul
de la dilatation vasculaire, de l'acte sécréteur. Enfin
Schiff, réfutant la manière de voir de Ludwig, a modifié
la théorie de Cl. Bernard en admettant des nerfs vaso-
moteurs dilatateurs dans les filets de la corde du tympan;
ces filets détermineraient la dilatation des vaisseaux
et la sécrétion; l'excitation du lingual serait donc transmise surtout à la corde du tympan, dont l'action sur les
vaisseaux n'aurait pas de nerf intermédiaire. — De ces
données contradictoires, il n'en ressort pas moins que
l'adoption de nerfs paralysants, dont l'action de la
corde du tympan sur le grand sympathique était prise
comme type, est aujourd'hui bien compromise, et que
l'on doit mettre plus de réserve à assigner le rôle des
vaso-moteurs dans l'économie, notamment à vouloir

comprendre son action autrement que combinée avec d'autres nerfs dans des réflexes. De ces théories, dans lesquelles de part et d'autre on en était arrivé à créer des nerfs sécréteurs, il suit encore que c'est à tort qu'on laisse subsister des appellations contraires à la vérité scientifique ; on ne s'explique pas par exemple pourquoi le facial est dit, même par les partisans de la théorie de Cl. Bernard, nerf sécréteur par sa branche l'intermédiaire de Wrisberg dont la corde du tympan paraît être la continuation, comme si les filets de cette corde du tympan allaient se terminer dans les cellules épithéliales de la glande sous-maxillaire.

Ces physiologistes méconnaissent donc et les propriétés spéciales des cellules épithéliales et le rôle que joue le sang dans la vie de ces cellules. Contre l'essentialité de l'apport du sang, on objecte l'expérience de Ludwig, qui décapitant des chiens ou leur liant les carotides, constate la sécrétion sous l'influence de l'irritation du lingual. Mais, dans l'un et dans l'autre cas, l'expérience ne peut se prolonger et s'arrête très-promptement. Mais, de même que le nerf est encore excitable quelque temps après la mort, de même les parois des artérioles sont aussi contractiles : les mouvements de ces parois mettent en branle la colonne sanguine que contiennent les capillaires (lesquels ne sont plus exsangues comme les artères et sous cette influence peuvent filtrer du plasma), cet ébranlement se communique à tous les liquides du sang dont sont gorgés les tissus ambiants, tissus dont l'activité a cessé brutalement, et

amène ainsi dans les cellules épithéliales un fort apport
de nouveaux matériaux. Mais la cellule épithéliale
survit quelque temps à la mort de l'être : elle ne meurt
pas tant qu'elle est en contact avec des sucs nutritifs du
sang, et, tant qu'elle est vivante, elle conserve ses propriétés sécrétoires ; elle reste douée de son pouvoir d'at-
traction sur les liquides ambiants.

Pour nous, on ne saurait appliquer à toutes les glandes, comme on tend à le faire, une théorie qui ne concerne que la glande sous-maxillaire. Cette glande est la
seule de l'économie qui ait une innervation complexe ;
elle l'a en raison du rôle qu'elle joue dans la fonction
gustative, les substances sapides ne pouvant être goû-
tées qu'humectées ; elle l'a parce que c'est un organe du
goût (Cl. Bernard), un organe d'appareil de la vie de relation et, comme tel, à fonctionnement d'ordre essentiel-
lement réflexe [1]. Les glandes salivaires, *dont l'innervation n'est pas à confondre avec celle de la muqueuse tactile,
de la muqueuse gustative et des muscles de cette région,*
n'ont de sursécrétion qu'avec la mise en jeu des muscles de la langue, des joues, de la bouche, ou sous l'influence de l'excitant direct (le bol alimentaire, corps

1. La glande sous-maxillaire peut même sursécréter par le seul
fait du souvenir ou de la vue d'un mets agréable. — La sublinguale
serait peut-être dans le même cas (G. Colin). Mais aucune glande
salivaire ne pourrait faire sourdre abondamment du liquide sans
l'action de contact de l'excitant ou sans l'action du jeu des muscles.

La glande sous-maxillaire, organe du sens du goût, c'est là une nouvelle confirmation de l'indépendance réciproque des appareils ; en effet,
la sécrétion de cette glande pouvant être influencée par l'encéphale,
si cette glande avait appartenu à l'appareil digestif, celui-ci aurait eu
des rapports avec les hémisphères, ce que nous savons n'avoir pas
lieu pour aucune des parties des appareils de la vie organique.

étranger). Aucune glande ne reçoit un appareil nerveux
(nerf sensitif, nerf moteur) spécial à elle [1] et *ne peut être
dite à fonctionnement réflexe*, c'est-à-dire nerveux; autrement dit, les nerfs qui se distribuent aux glandes ne
sont jamais que des nerfs pour la paroi moyenne des
vaisseaux, et tous ces nerfs se comportent comme des
vaso-moteurs, comme des nerfs n'intéressant que la
circulation et dont les troubles (les sursécrétions notamment) sont tout à fait étrangers aux influences extérieures ou aux influences encéphaliques [2]. Pour s'en

1. A part la sous-maxillaire et peut-être aussi la lacrymale, ce qui
nous ferait dire que toute glande associée à un appareil des sens et
par suite appartenant à la vie de relation, étant subordonnée aux
influences encéphaliques et extérieures, peut être regardée comme
formant un mode sécrétoire spécial (les glandes des surfaces cutanées, les glandes salivaires, sauf la maxillaire, appartiennent à la vie
organique).

2. On sait que les vaso-moteurs n'ont d'autre rôle que de pourvoir
au tonus vasculaire, et cela grâce encore au sang dans lequel ils puisent leur mode d'excitation.

En effet (et en ne parlant pas que le sang doit constamment vivifier ces nerfs pour les mettre en état d'agir), que ces vaso fassent le
tonus par un réflexe, les nerfs sensitifs ne sauraient prendre leur
excitation que dans un point quelconque de l'appareil circulatoire,
dans le cœur probablement, puisqu'aucun nerf sensitif du grand
sympathique n'a une terminaison spéciale en contact avec les surfaces
à excitation externe, puisque, selon toute probabilité, le grand sympathique est seul à constituer l'appareil du réflexe (de même que
pouvant supposer ces vaso des parois des nerfs mixtes, par analogie
avec tout nerf se distribuant seul à un organe, le réflexe peut avoir
son origine sur le point même où il se fera sentir), ou que ces vaso
tirent leur activité d'eux-mêmes, de leur nutrition, sans le concours
du réflexe, *c'est toujours le sang qui sera l'excitant, comme c'est le
sang, par modifications de son état, qui supprimera ce tonus* (en paralysant l'action nerveuse, en ne servant plus au nerf un milieu favo-
rable à la manifestation de ses propriétés) et déterminera la dilatation
du vaisseau par la pression artérielle (et ses conséquences : sursécrétions, augmentation de la température, etc.). Dans l'expérimentation
physiologique, l'excitant porté sur le nerf peut agir comme le sang
modifié, exemple : sursécrétion glycogénique dans la piqûre du

convaincre, qu'on se reporte au mode de distribution des nerfs dans toute région pourvue de glandes : surfaces cutanées , surfaces des conduits communiquant avec l'extérieur, etc. ; qu'on se reporte au mode de distribution des nerfs dans les glandes incomplètes, et qu'on se rappelle le rôle de chacune de ces glandes.

Aussi, dans tout le cours de ce travail, pouvions-nous faire pressentir ces propositions, que nous croyons pouvoir être énoncées aujourd'hui :

Tout nerf, qu'il soit moteur ou sensitif, qui ne se termine pas sur les surfaces des organes des sens, se distribue au tissu musculaire (la paroi moyenne des artérioles est musculaire).

Toutes les fois qu'un nerf ne se termine pas dans du tissu musculaire, ses filets terminaux ne se distribuent à aucun tissu (le tissu cellulaire sous-jacent à l'épithélium de la muqueuse contient ses filets, mais ne participe pas de leurs propriétés), mais forment une terminaison de nature nerveuse spéciale pour les organes des sens ou une terminaison qui constitue les organes des sens.

Partout où il y a des glandes, les nerfs accompagnent les vaisseaux et ont leurs filets terminaux dans la paroi musculaire des vaisseaux, ou leurs filets se terminent dans le tissu musculaire (quand il existe) de la face externe de la membrane propre.

Comme corollaire à ces propositions, nous ajoute-

____

quatrième ventricule (grand sympathique seul) ; *mais il faut bien se pénétrer que c'est là un moyen qui n'a pas son analogue dans l'état normal et qui peut ne jamais l'avoir dans l'état morbide.*

rons : l'épithélium, dans n'importe quelle région de l'économie, est dépourvu de nerfs. — Les connexions possibles du nerf et de cellules du revêtement épithé-lial des organes des sens, loin d'infirmer la non-subor-dination des cellules épithéliales au système nerveux, est un argument nouveau contre cette subordination ; les auteurs ont en effet décrit comme cellules spéciales, cellules ganglionnaires, toutes celles qui paraissaient offrir des connexions nerveuses; ces cellules semblent plutôt des renflements nerveux terminaux placés au sommet des papilles (papilles caliciformes, fongiformes de la langue : Krause, Billroth, Axel Key, etc.) et sont de plus recouvertes par les cellules épithéliales norma-les, entre lesquelles elles pourraient envoyer des pro-longements (cellules olfactives, cellules ganglionnaires de Max Schultze, cellules bipolaires de A. Brunn) ; dans tous les cas, les cellules épithéliales proprement dites, infiniment plus nombreuses dans la région, ne présen-tent aucune connexion avec le nerf, ne prennent au-cune part à la sensation.

Le système sécrétoire est réparti entre les trois appa-reils de la vie organique [1] : appareil pulmonaire (pou-mon), appareil digestif (foie, pancréas, glandes salivai-res, glandes du tube digestif, etc.), appareil circulatoire (glandes des surfaces cutanées); et il forme à lui seul un appareil (appareil génito-urinaire, rein, glande testicu-

1. Excepté la glande sous-maxillaire et la glande lacrymale qui appartiennent aux appareils de la vie de relation.

laire, glande ovarique). Mais, si l'on réfléchit que le sang seul permet à la cellule glandulaire (l'épithéliale) de manifester ses propriétés, que dans des cas ces propriétés ne consistent qu'à filtrer le sérum du sang, à le débarrasser de matières devenues impropres, que dans les autres cas les matières sécrétées ont encore pour but d'entretenir les qualités du sang, que le poumon n'est autre chose qu'un glande au service du sang, etc., on arrivera à rattacher tous les tissus glandulaires à l'appareil circulatoire, autrement dit au système sanguin, et c'est ainsi que les glandes salivaires, les glandes stomacales, intestinales, les glandes foie et pancréas, c'est-à-dire tous les éléments essentiels de l'appareil digestif (y compris les cellules épithéliales de la muqueuse digestive, dont les propriétés font l'absorption intestinale et dont le rôle est identique aux cellules glandulaires [1]), appartiendraient au système sanguin ; c'est ainsi que l'appareil génito-urinaire, l'appareil pulmonaire ne seraient plus que des annexes de l'appareil circulatoire. L'individu considéré au point de vue de son fonctionnement organique ne se composerait plus que d'un seul appareil, l'appareil circulatoire.

Ainsi est encore justifiée notre proposition de la première page : La vie n'est possible qu'à la condition que le sang jouisse de ses trois propriétés (mouvement, composition, quantité).

---

1. Pour ces cellules, les matériaux viennent bien du dehors ; mais ces cellules ne sont pourvues de leurs propriétés que si elles sont vivantes, c'est-à-dire imprégnées des sucs nutritifs du sang.

Grâce à nos connaissances actuelles, pouvoir se convaincre que le système nerveux n'obéit pas à un centre unique, n'a pas un foyer, un centre d'action général, pouvoir diviser le système nerveux en autant de départements qu'il y a d'appareils, pouvoir délimiter catégoriquement chaque département nerveux, pouvoir isoler l'action de chacun d'eux du reste du système, etc., c'est pénétrer la nature du tissu nerveux, c'est établir la part qui lui revient dans les phénomènes vitaux.

Reconnaître le rôle du milieu intérieur de tout être animal vivant ; se convaincre de la nature et de l'importance du milieu ambiant dans l'acte de la fécondation, de ce milieu et du milieu intérieur dans la cellule fécondée, se convaincre de l'identité de nature et de propriétés du milieu intérieur de l'embryon développé avec le milieu intérieur de sa mère ; reconnaître que la plupart des éléments anatomiques de tout être ont des propriétés spéciales qu'ils ne doivent qu'à eux-mêmes dans l'organisme *vivant* (c'est-à-dire propriétés qu'ils possèdent dès que le sang oxygéné ou la substance en tenant lieu chez les animaux inférieurs les a visités), établir le rôle de ces propriétés ; rendre à chaque espèce d'éléments, de tissus, la part qui lui revient dans la constitution de la vie, etc., c'est pénétrer les lois qui régissent les phénomènes vitaux ; c'est faire connaître ce que l'on entend en médecine par vie, par principe de la vie ; en un mot, c'est sanctionner les données scientifiques récemment acquises, c'est tirer d'elles les applications qu'elles comportent.

La vérité sur le phénomène physico-chimique appelé vie est bien pénible à s'avouer si son mécanisme est celui-ci :

Contact du sang avec les éléments anatomiques et conséquemment avec les organes qui, groupés par appareil, ont pour fonction de le maintenir dans les conditions voulues pour les faire fonctionner à cet effet.

Mais empressons-nous d'ajouter que ce contact crée la pensée [1]..., le mouvement, la sensibilité, toute cette vie de relation qui étonne par la variété de ses manifestations avec un mode d'outillage aussi peu compliqué, toute cette vie organique à éléments divers si nombreux et dont le mécanisme frappe par sa sublime simplicité.

La vie, résultat du contact du sang avec les éléments anatomiques ! De tous ces phénomènes de contact, que savons-nous ? Rien. Mais pourrait-on douter aujourd'hui de leur essentialité vitale, ne sait-on pas qu'il faut le contact du sang pour animer et nourrir l'élément anatomique, c'est-à-dire l'élément nerveux, musculaire, épithélial, glandulaire, cellulaire, osseux, etc., que ce n'est qu'après ce contact, lequel détermine les phénomènes d'oxydation, que l'élément anatomique est en état de manifester ? Ne sait-on pas que tout élément, quel qu'il soit, ne peut se passer de ce phénomène nutritif pour vivre, autrement dit pour manifester son mode d'action, l'élément nerveux aussi bien que les autres,

---

1. Peu importe que ce soit dans l'assimilation ou la désassimilation que les cellules des hémisphères manifestent cette propriété; le grand point est de ne pouvoir mettre en doute cette vérité, pas plus qu'on ne peut mettre en doute l'action du sang oxygéné sur tous les autres éléments anatomiques.

ce qui l'empêche d'être d'une nature supérieure aux autres ? Remarquez bien que si le tissu nerveux peut reporter son action sur un autre tissu, le musculaire (les seuls tissus de l'économie dont l'action soit liée réciproquement), c'est que celui-ci est déjà préparé à cette action par le sang, qu'il jouit de propriétés spéciales sans lesquelles le nerf ne pourrait rien et que le nerf ne fait qu'utiliser, et que cette propriété de transformer la chaleur en mouvement sitôt l'impulsion nerveuse donnée vient non du nerf, mais du muscle. — Dans les procédés vitaux, le phénomène de nutrition domine tous les autres : avant l'acte nerveux, avant l'acte épithélial, il faut celui-là. La nutrition entretenant les propriétés inhérentes aux éléments, est-ce à dire que la cause de la vie est dans le phénomène de nutrition ? Absolument non. La nutrition n'est que l'effet de l'apport du sang ; la cause de la vie est dans le phénomène de l'apport des matériaux nécessaires à cette activité nutritive dont est le siège l'élément anatomique ; la cause de la vie est dans le phénomène de contact du sang (ou de la substance qui le remplace chez les animaux inférieurs) avec l'élément anatomique, lequel, vivifié et par suite nourri (composition chimique), se trouve ainsi pourvu d'emblée de ses propriétés spéciales, de même que, formant tissu avec ses congénères d'espèces semblables ou différentes, il se trouve aussi pourvu de propriétés d'ordre physique, chimique, mécanique.

Chaque élément anatomique est doué d'une vie propre, indépendante ; c'est la somme de toutes ces vies partielles qui constitue la vie de l'être. Or, pour qu'un organisme se maintienne à l'état vivant, il faut que toutes ces vies partielles soient en harmonie de fonctionnement ; il faut que chaque appareil, tout indépendant qu'il soit quant à son mécanisme, ait l'activité de ses organes mise à l'unisson de l'activité des organes des autres appareils : individualité quant à la fonction, l'appareil est subordonné pour la vie générale à l'ensemble des fonctions de l'organisme, et son fonctionnement n'existe qu'à cette condition [1]. Eh bien ! c'est le sang qui relie toutes ces vies entre elles, tous ces éléments anatomiques dans lesquels réside uniquement la vie et auxquels le sang l'a transmise et l'entretient ; c'est le sang qui préside à l'harmonie de toutes les fonctions de l'organisme, qui met en harmonie toutes les activités fonctionnelles de l'organisme, car le contact du sang doit pour l'organisme entier se faire simultanément sur tous les éléments anatomiques ; autrement dit, tous les tissus, tous les organes doivent être incessamment visités, vivifiés par le sang.

La vie est donc bien le résultat du contact du sang (jouissant de ses propriétés) avec les éléments anatomiques.

Au point de vue de la persistance de l'existence, la vie organique a le pas sur la vie de relation ; le degré de leur essentialité est indiqué par cette considération que c'est le fonctionnement de l'une qui, chargé de maintenir dans le sang les propriétés vitales transmises

---

1. D'où l'indispensabilité de tous les appareils de l'économie pour la vie de l'être animal.

héréditairement, crée le fonctionnement de l'autre,
comme le sang de la mère a créé dans le principe le
fonctionnement des deux vies organique et animale;
mais ce sont les mêmes vies se faisant simultanément
et ne pouvant pas exister l'une sans l'autre [1].

1. Que les deux vies soient indispensables l'une à l'autre, — bien
que pourvoyant à son alimentation on puisse continuer à faire vivre
l'animal qui viendrait à être privé des hémisphères et des ganglions
cérébraux, — que les appareils soient indissolublement liés à la vie
de l'ensemble, l'indépendance réciproque des appareils n'en persiste
pas moins; dans toutes ces pages, nous nous sommes efforcé de le
démontrer; toute la question est là, en effet : Y a-t-il des phénomènes
qui ne peuvent s'exécuter par un seul appareil, qui demandent le jeu
de plusieurs appareils? On peut s'assurer que ces actes sont absolument inconnus dans la vie organique (ainsi est justifiée notre proposition énoncée qu'à l'état sain une excitation partie d'un point
quelconque ne peut jamais se réfléchir que sur un autre seul point
de l'appareil intéressé, si le centre de réflexion ne contient que les
filets nerveux de ces deux points, ou sur un point quelconque de cet
appareil, si celui-ci n'a qu'un centre unique, exemple : centre bulbaire
pour appareil respiratoire; autrement dit, il n'y a pas dans l'économie
de centre commun à plus d'un appareil de la vie organique). Nous
avons suffisamment insisté sur les réflexes de la vie de relation ; nous
savons que pour ceux-là l'intervention de la volonté est fréquente,
l'association des organes des sens et de l'appareil phonateur (exemple :
phénomène de l'effort) est possible ; et ces actes, pour lesquels des
organes de tous les appareils de la vie animale sont mis en jeu, ne
sont plus réglés pour le besoin de cette vie; les organes qui viennent
complaisamment, sans nécessité absolue, se prêter un mutuel appui,
le font par le fait même de la volonté, parce qu'ils sont régis par
cette volonté : ce sont là des actes s'exécutant à l'aide de plusieurs
réflexes dont l'action est simultanée.

Quant aux prétendues sympathies, nous savons que ce sont des
réflexes n'ayant lieu qu'à l'état morbide, réflexes dont l'excitant porté
sur un point ne va pas réagir sur un nerf d'un autre appareil, mais
bien sur son propre nerf de réflexion, dans son appareil; si plusieurs
appareils paraissent y prendre part, c'est que l'excitant qui y donne
lieu a porté sur des nerfs sensitifs de chacun de ces appareils : leur
simultanéité n'est qu'un fait de pure coïncidence. De même, dans
les maladies générales, les divers troubles nerveux que l'on constate
dans nombre d'appareils ne sont autres que des réflexes se passant
chacun en même temps dans leur appareil; on comprend que l'excitant (le sang altéré) ne fasse pas sentir sur un seul point l'anomalie
de sa nature, qui est générale pour l'organisme entier. Ainsi s'ex-

...... L'élément nerveux n'a d'action que sur l'élément musculaire ; le sang, lui, est indispensable à tous les éléments, y compris le nerveux et le musculaire. La cellule nerveuse qui fait la pensée n'est pas celle qui fait le mouvement ; le globule sanguin qui apporte les matériaux à cette pensée, et de concert avec le plasma en détermine le fonctionnement, est encore celui qui l'instant d'après détermine mouvement et sensibilité, absorption et sécrétion.

plique-t-on encore que les convulsions déterminées par la présence des vers intestinaux ne se rencontrent que chez des enfants épileptiques ou héréditairement prédisposés aux grandes névroses (voyez p. 20, *des Vers chez les enfants et des Maladies vermineuses*, Dr Élie Goubert, Paris, 1878).

DE LA MORT

On meurt de deux façons : ou *anormalement*, nous voulons dire par maladie, c'est, contrairement à ce que l'on pourrait croire, le genre de mort de beaucoup le plus fréquent ; ou *normalement*, c'est-à-dire de vieillesse, c'est le mode qui échoit à quelques privilégiés.

La mort est ainsi ou *accidentelle* ou *naturelle* (nous comprenons dans la mort accidentelle un autre *modus moriendi*, heureusement exceptionnel, celui de mort violente : traumatisme, empoisonnement, etc.).

La destinée de l'espèce humaine et des autres espèces animales est donc pour chacun de ses membres de naître, de vivre et de mourir ; la fin pour tous restant la même, on naîtrait pour mourir. Si c'est là un fait indéniable, sur les manifestations duquel nous n'ayons aucune action, il est dans nos moyens, par la connaissance de l'étiologie des maladies et de leur prophylaxie, de pouvoir rendre moins fréquente la mort accidentelle, de pouvoir mourir de vieillesse. — Ce côté de la question n'a pas à nous occuper ici.

· .... Mais la véritable cause de la mort réside dans la suppression d'une des propriétés du sang ou dans la suppression simultanée des trois propriétés du sang, tout le mécanisme de la mort est dans la durée des phénomènes qui suivent la perte d'une des propriétés pour provoquer celle des deux autres[1] ; autrement dit, la cause de la mort réside dans le trouble morbide (maladie ou traumatisme) qui amène la suppression d'une des propriétés du sang, le mécanisme de la mort dans les modifications ultimes qu'entraîne cette suppression et qui déterminent la perte des deux autres. De là deux parties très-distinctes dans l'étude de la mort : les causes qui déterminent la mort et le mécanisme de la mort.

La vie, avons-nous dit, n'est possible pour tout être animal qu'à la condition que le sang, ou la substance

1. Par cette considération que le sang est l'agent essentiel du mécanisme de la mort et qu'aucune cause de mort ne peut tuer sans avoir eu recours à la suppression des propriétés du sang (seule, la mort par les actions réflexes paraîtrait faire exception, mais on ne peut guère concevoir cette mort chez un individu dont l'organisme ne serait pas profondément troublé dans sa nutrition), cette manière de nous exprimer nous semble aussi exacte que si nous disions : Quand le sang est désoxygéné, il n'est plus en état d'agir sur les éléments anatomiques qui suppriment leur fonctionnement et arrêtent son mouvement; quand le sang ne circule plus ou vient à disparaître, la mort s'ensuit par suite de la suppression du contact du sang avec les tissus.

Dans la période ultime, que la quantité du sang ne paraisse pas diminuée quand les vaisseaux ne sont pas rompus, cette quantité étant inégalement répartie dans les tissus au moment de la mort et les modifications dans la composition et le mouvement du sang ayant amené des pertes dans le sérum, on peut dire que cette propriété de quantité est toujours solidaire des deux autres, comme les deux autres le sont d'elle quand il y a déperdition du sang par rupture de vaisseau.

qui le remplace chez les animaux inférieurs, jouisse de ces trois propriétés : quantité, qualité, mouvement.

A la suppression de la *propriété de quantité* répond la mort par déperdition considérable de sang ; le dernier terme de cette déperdition est l'arrêt du cœur.

Aux modifications de la *propriété de qualité* répondent la désoxygénation du sang, l'altération du sang, conséquemment la mort par empoisonnement du sang et la mort par absence d'hématose (le poumon comme cause joue souvent dans ce dernier cas un rôle très-important) ; ces deux sortes de mort, par empoisonnement du sang et par absence d'hématose, au point de vue du mécanisme de la mort, ne représentent qu'un seul et même état : le défaut d'hématose.

A la suppression de la *propriété de mouvement* du sang répond la mort par arrêt du cœur.

L'altération primitive du sang (empoisonnement) mise de côté et notre première proposition se confondant avec la troisième, on ne mourrait donc, comme le veulent des auteurs, que par le cœur et le poumon, et mieux par les appareils pulmonaire et circulatoire.

Le grand Bichat avait dit : On meurt par le cœur, par le poumon, par le cerveau. Nous pouvons dire aujourd'hui : On ne meurt pas par le cerveau, parce que le cerveau (hémisphères et ses ganglions) n'a pas d'action sur la vie organique, laquelle constitue à proprement parler la vie de l'être, — puisque, en obviant aux besoins (alimentation) réclamant la présence de la vie de relation, on peut maintenir l'existence de l'animal (nous disons ainsi pour mieux faire saisir l'essentialité

des deux vies, car la perte de la vie de relation entraîne
dans un temps plus ou moins prochain la perte de l'autre vie, la mort de l'être) ; — mais on meurt par la
moelle allongée (centres respiratoire et circulatoire, origine des nerfs des appareils pulmonaire et vasculaire).

Sans doute les lésions qui entraînent ces deux sortes
de mort n'agissent primitivement que dans le cas de
traumatisme, cas que le physiologiste n'a pas à envisager, et le plus souvent, comme causes secondaires, ces
lésions n'ont pas à entrer en scène, prévenues qu'elles
sont par des troubles antérieurs qui amènent la mort ;
mais il n'en est pas moins démontré que la partie mécanique (musculaire) de l'appareil pulmonaire et de
l'appareil vasculaire n'est apte à fonctionner que si elle
reçoit l'influx nerveux. Le trépied vital de Bichat n'a
donc pas vécu, comme le veulent quelques-uns (ce que
ces auteurs auraient pu dire si, pénétrés de l'influence
des réflexes et l'exagérant, ils avaient remplacé l'expression poumon, cœur, par celle d'appareils pulmonaire et vasculaire, en comprenant l'origine des nerfs et
les centres médullaires chacun dans son appareil) ; au
terme cerveau il y a à substituer le terme système nerveux, aux termes poumon et cœur les termes appareils
pulmonaire et vasculaire [1], et on le retrouve debout,
aussi grand qu'autrefois.

1. Pour chercher à comprendre ensemble, autant que possible, la
cause de la mort avec son mécanisme, et pour rester dans la vérité
de ce mécanisme, mieux est de dire appareil vasculaire que cœur, en
raison des différentes causes de mort (hémorrhagies, embolies, etc.)
dont les vaisseaux peuvent être l'objet ; dans ces cas en effet, les vaisseaux déterminent aussi souvent la mort que la détermine le cœur

Cherchons à envisager la question d'une autre façon. On dit : Tout être vivant meurt si ses poumons cessent de fonctionner. D'accord ; mais l'appareil respiratoire n'est indispensable en tant seulement que le poumon est apte à faire entrer de l'oxygène dans le sang, et dans nombre de cas la mort par défaut d'hématose (notamment les empoisonnements, dans lesquels le globule est impropre à se charger d'oxygène) était déjà inévitable alors que les poumons avaient tous les apparences de leur fonctionnement ; cette phrase : Tout être vivant meurt si ses poumons ne fonctionnent plus, répond à celle-ci : Tout être vivant meurt si son sang ne reçoit plus d'oxygène.

On dit : Tout être vivant meurt si son cœur cesse de battre. Mais il ne meurt que parce que le sang supprime d'un même coup la nutrition de tous les éléments anatomiques (et dans ce cas les centres des appareils sont surtout en cause), arrête brusquement les phénomènes d'oxydation dont ils sont le siège et qui font leur composition chimique, grâce à laquelle ils

par son arrêt consécutif. Mieux est de dire aussi appareil pulmonaire que poumon, les causes d'asphyxie notamment ayant lieu aussi bien dans les voies aériennes ou autour de ces voies que dans le poumon. On sait que pour nous l'appareil circulatoire représente le cœur et tous les vaisseaux, capillaires, veines, artères, de l'économie ; cet appareil est le seul qui puisse être envisagé dans son ensemble et distrait par la pensée des organes auxquels il se distribue, comme il peut être envisagé dans ses distributions (voy. p. 15 de la vie). Le sang anime bien les appareils de la vie animale, une partie des vaisseaux qui constituent l'appareil circulatoire (vie organique) se trouve bien compris dans ces appareils, mais les propriétés de ceux-ci ne sauraient retentir sur la vie organique; seul le système vasculaire de ces appareils intéresse par ses lésions l'appareil circulatoire, exemple : quand la déperdition du sang étant considérable l'arrêt du cœur s'ensuit.

peuvent manifester leurs propriétés ; parce que le sang immobilisé ne va plus à la source de l'oxygène et n'est plus apte à vivifier la machine humaine : cette condition de circulation pour le sang n'a d'autre but que de lui permettre de visiter incessamment l'intimité des tissus, d'apporter à ceux-ci les matériaux dont il s'est chargé. Ici encore, on peut dire que dans maints cas la mort était accomplie alors que le cœur était encore en mouvement (quand le cœur n'est pas la cause de la mort, il est toujours le dernier organe à manifester de la vie).

On dit : Tout être vivant meurt si son bulbe est détruit. D'abord le bulbe (à moins de traumatisme) ne peut être cause primitive de mort ; sa fonction ne peut être détruite sans troubles préalables dans la circulation soit locale soit générale, — supposons même la compression par une tumeur, il y a encore trouble préalable dans la circulation [1] ; — le bulbe ne commande au poumon que s'il reçoit l'impression du contact du sang oxygéné et n'arrête le poumon que si le sang n'est plus oxygéné. Ici encore, c'est bien le sang la cause effective de la mort.

Dans les trois organes essentiels, poumon, cœur, cerveau, formant le trépied vital de Bichat, c'est donc toujours le sang qui est l'agent actif de la mort. — Nous ne voyons pas pourquoi parmi ces trois organes fondamentaux on ne comprend pas au même titre l'appareil digestif, car tout être vivant meurt si son appa-

1. Ce qui détermine les troubles nutritifs, origine de la perversion de la fonction.

reil digestif cesse de fonctionner, et, pour se faire plus lentement, en plusieurs jours, la mort n'en est pas moins aussi constante qu'avec l'arrêt du cœur ou l'obstacle du poumon. On répondra que ce sont les complications du côté du cœur, des poumons ou du cerveau qui tuent; erreur : ce qui tue, ce sont les troubles nutritifs que présentent tous les éléments anatomiques de l'économie ; la mort se fait ici exactement comme pour l'arrêt du fonctionnement du cœur, du poumon, du cerveau, c'est-à-dire par défaut de la nutrition générale (défaut d'oxygène et des matériaux nutritifs). Dans la mort par l'appareil digestif, c'est donc bien encore le sang la cause réelle de la mort.

Envisageons cette même question à un autre point de vue, à celui de l'intervention réciproque de ces trois organes, l'économie venant d'être frappée de mort par l'un d'eux; autrement dit, un des trois organes fondamentaux étant frappé de mort (d'arrêt de fonctionnement) entraîne-t-il directement l'arrêt du fonctionnement des deux autres ?

Le poumon est atteint, l'air ne le pénètre plus; que fait le bulbe ? 1° Il n'est pas atteint par les désordres pulmonaires; 2° il continue encore son fonctionnement (les muscles inspirateurs et expirateurs continuent à se contracter, la cage thoracique se dilate, etc.) ; 3° il ne peut intervenir utilement. Que fait le cœur? Il n'est pas atteint, il continue à battre et n'intervient pas. — Une preuve de la non-efficacité de l'action du poumon sur l'arrêt du cœur, c'est que le sang continue de circuler pendant les deux périodes asphyxiques, et le cœur est l'*ultimum moriens.*

Le cœur est atteint, que font le poumon et le bulbe? Que la mort soit subite ou rapide, l'arrêt du cœur ne retentit sur l'économie que par l'intermédiaire du sang, et tous les éléments anatomiques sont frappés du même coup. — Quand la mort est lente, ce qui est exception- nel, le cœur paraîtrait avoir une certaine action sur la respiration; le sang, circulant moins vite, se charge dans les poumons de moins en moins d'oxygène, et la fonc- tion respiratoire finit par s'anéantir; mais qu'est-ce qui fait cette dépendance, sinon le sang?

Le cerveau (hémisphères et ganglions) est atteint? poumons et cœur ne sont pas intéressés.

Revenons au bulbe. Le bulbe est le centre nerveux de l'appareil pulmonaire, et il semblerait que toute lé- sion de cet appareil dût retentir directement sur lui; bien plus, ce bulbe jouit de cette exception qu'il n'est jamais frappé primitivement; le physiologiste ne doit pas en effet tenir grand compte des causes exception- nelles, celles du traumatisme, et dire : Le bulbe (nœud vital) est frappé de mort, comment entraîne-t-il la mort de l'ensemble? Il arrête le fonctionnement du poumon (et non du cœur)... n'est guère applicable qu'à des cas extrêmement rares [1]. Le poumon non atteint, le bulbe n'arrêtera jamais la fonction respiratoire que quand le sang est primitivement empoisonné (par l'oxyde de carbone, par exemple); dans ce cas, — outre que l'ar-

1. Nous en dirons de même des centres médullaires de l'appareil circulatoire.

rêt est illusoire, puisque la fonction n'est plus utile et que, quels que soient ses efforts, le poumon ne peut faire pénétrer de l'air dans le sang, — le bulbe ne peut être dit cause de cet arrêt, la seule cause étant dans le sang altéré, dans les troubles nutritifs que ce sang détermine dans toute l'économie, le bulbe compris [1].

En résumé, les trois organes dits fondamentaux pour le mécanisme de la mort, poumon, cœur, bulbe (et moelle), sont indépendants l'un par rapport à l'autre (l'action directe du sang étant mise hors de cause), ne peuvent directement rien l'un sur l'autre ; le seul agent de la mort est le sang. La cause de la mort acquise (et le sang peut être aussi cette cause), c'est le sang qui tue le poumon par le bulbe, qui tue le bulbe par le poumon ; c'est le sang qui tue le bulbe, le poumon, tout l'organisme par le cœur, comme, par son altération primitive, il tue en même temps toutes les parties constituant l'organisme. — Tant il est vrai que, quelle que soit la cause qui amène la mort, cette cause ne peut la déterminer que par la suppression des propriétés du sang ; il y a un rapport constant entre l'état du sang et la vie de l'organisme, rapport se résumant ainsi : si tel organe a telle fonction, c'est que le sang chargé d'oxygène, des matériaux nutritifs et en mouvement, est, en quantité suffisante, incessamment en contact avec cet

---

1. Nous croyons inutile d'insister à nouveau sur ce fait que le poumon, frappé primitivement (par suite d'obstacles dans les voies respiratoires ou par suite de toute autre cause) et n'arrivant plus à faire pénétrer de l'oxygène dans le sang, a ses muscles inspirateurs et expirateurs, sa cage thoracique en fonctionnement encore un certain temps jusqu'à ce que le sang atteigne la nutrition du bulbe.

organe ; si ce fonctionnement est troublé, c'est que le sang est modifié dans ses propriétés ; si ce fonctionnement vient à faire défaut, c'est que le sang vient de supprimer son contact ou a perdu de ses propriétés ; en un mot, si telle cause est mortelle, elle ne peut l'être que si l'état du sang est troublé.

En réalité, que la mort soit rapide, lente ou subite, on ne meurt que par ces trois modes : 1° par l'altération du sang (suppression de la propriété de la qualité du sang) ; 2° par la déperdition du sang (suppression de la propriété de quantité) ; 3° par arrêt de la circulation du sang (suppression de la propriété du mouvement). La déperdition du sang amenant l'arrêt du cœur, on peut dire qu'on ne meurt que par altération du sang et par arrêt de la circulation.

Cette manière de voir, qui consiste à envisager non les organes au service du sang, organes chargés de lui conserver ses propriétés, mais le sang lui-même, a l'avantage de dispenser d'établir ces distinctions, tenant le plus souvent à de la subtilité de langage, entre l'asphyxie due à des obstacles dans les voies aériennes, l'asphyxie par compression de ces voies, l'asphyxie de cause nerveuse ou par paralysie des muscles thoraciques, la mort violente par suite de séjour dans des milieux irrespirables, l'empoisonnement du globule sanguin, notamment par l'oxyde de carbone, etc., états qui tous pour l'organisme ont leur source dans une même cause : le non-renouvellement de l'oxygène dans le sang, le défaut d'hématose, et aboutissant tous à un même résultat : l'altération du sang.

Cette manière de voir a encore l'avantage de ne pas laisser penser qu'invariablement un organe atteint n'en doit tuer que deux autres pour amener la mort de l'ensemble, et de bien faire connaître que la cause qui agit sur un organe agit également sur tous et que tous les éléments anatomiques se trouvent réunis dans une même lutte contre la mort.

Cette manière de voir a de plus l'avantage de s'appliquer à toute la série animale (le protoplasma étant le sang des animaux inférieurs).

Du mécanisme et des causes de la mort. — Avant d'aborder ce sujet, nous avons à nous demander si nous n'allons pas contre l'esprit de la question en en scindant l'étude. Bichat, dans ses trois organes, ne séparait pas la cause du mécanisme. Mais un fait certain, c'est que les maladies qui frappent le cœur, le poumon, le cerveau, pour tuer un de ces organes, ont dû préalablement agir sur tout l'organisme, et en définitive ce ne sont plus elles qui tuent, mais bien les troubles apportés dans tous les organes de l'économie ; de même, les maladies générales retentissant davantage sur ces organes sont dites tuer par ces organes ; mais, à proprement parler, ces organes ne sont pas la cause unique de la mort : la vraie cause est dans toute l'économie, c'est-à-dire dans la nutrition des tissus, par conséquent dans le liquide sanguin qui pourvoit à cette nutrition. Dire qu'on meurt par le poumon, le cœur, le système nerveux sans sous-entendre que ces trois organes sont le point de départ du mécanisme, est donc méconnaître le plus souvent la cause de la mort.

. . . .

Tout cela dit pour payer notre tribut d'admiration au grand génie de Bichat, qui ne pouvait embrasser l'ensemble physiologique qu'avec les ressources infimes de son époque, entrons dans le cœur de la question.

D'après cette considération que, le traumatisme ou la mort violente exceptés, les maladies sont toujours générales pour tuer et qu'elles ne peuvent le faire qu'en atteignant l'appareil pulmonaire (et son centre le bulbe) et l'appareil vasculaire, d'après cette considération que l'appareil pulmonaire (et son centre médullaire le bulbe) est le seul appareil qui puisse entretenir la propriété de composition du sang, que les appareils pulmonaire digestif et sécrétoire sont le seul système (système glandulaire [1]) qui puisse entretenir la propriété de quantité du sang, que l'appareil circulatoire (et ses centres nerveux) est le seul appareil qui puisse entretenir la propriété de mouvement et représente les fonctions digestive et sécrétoire, *quand vous dites : On meurt par le poumon, vous ne dites pas autre chose que : On meurt par la suppression de la propriété de composition chimique du sang; quand vous dites : On meurt par le cœur, vous dites : On meurt par la suppression des propriétés de mouvement et de quantité; par cette expression : mourir par le cerveau, vous dites : mourir par les*

---

1. Voyez p. 83, *Système sécrétoire.*

centres nerveux des appareils pulmonaire ou vasculaire.

Il y a trois facteurs dans la cause de la mort : 1° la *cause initiale,* — venant toujours du dehors, à moins de germe morbide héréditaire ; c'est la cause mésologique ; 2° la *cause proprement dite,* la maladie, — laquelle peut manquer en cas de traumatisme (cause mésologique) ; 3° la *cause efficiente,* la suppression d'une des trois propriétés du sang, — avec laquelle commence le mécanisme de la mort.

Si l'on ne tient pas compte de la cause initiale, on voit que la cause proprement dite (la maladie) n'est pas ce qui fait le mécanisme. Dans quelques cas, la maladie (cause médiate) peut être directement dans le sang, et l'altération de ce liquide finit dans un certain nombre d'états morbides par anéantir la propriété de qualité pour entraîner la perte des deux autres.

Quoique la cause soit dans la maladie, cette maladie ne pouvant amener la mort seulement que quand le sang arrive à perdre une de ses propriétés, et la mort étant alors inévitable, la perte des deux autres propriétés étant fatalement nécessaire, nous retrouvons à énoncer toujours la même loi : on meurt ou par altération du sang, ou par arrêt de la circulation, ou par déperdition du liquide sanguin.

Le *mécanisme de la mort* est des plus simples : Le sang perd-il une grande partie de sa masse (rupture des gros vaisseaux, etc.), il perd du même coup son mouvement ; — quand la déperdition n'a pas été considérable, la propriété de composition, profondément modifiée, peut entraîner la mort dans un temps plus ou

moins prochain. — La propriété de mouvement vient-
elle à être supprimée, le sang suspend instantanément
son action de contact sur les éléments anatomiques, il
y a abolition immédiate de tout fonctionnement. Ce
mode et le précédent correspondent généralement à la
mort dite subite. La propriété de qualité (composition
chimique) est-elle pervertie, le sang n'est plus en état
de maintenir la composition chimique des éléments
anatomiques (cette composition seule leur permettant de
manifester leurs propriétés spéciales), il n'arrive plus
à vivifier et à nourrir la machine, et consécutivement
les propriétés de mouvement et de quantité (voir fin de
note de bas de la p. 100) sont abolies. — La perte de la
propriété de qualité correspond généralement à la mort
dite morte lente, dite par asphyxie et par empoisonnement du sang (dont l'empoisonnement par l'oxyde de
carbone est le type) : la fonction de l'hématose ne se
supprime que graduellement, le sang devient progressivement noir, veineux (l'oxygène du sang s'épuise
peu à peu à travers les organes), et il est encore demi-
rutilant alors qu'il ne reçoit plus d'oxygène du dehors;
la circulation continue à se faire, quoique plus lentement; la contractilité musculaire périclite rapidement,
parfois les membres sont encore agités de violentes
convulsions; à une deuxième période appartiennent
les troubles cérébraux (vie de relation, n'ayant qu'un
rôle accessoire dans la cause et le mécanisme de la
mort), l'affaiblissement progressif, puis la disparition de
l'innervation (l'intelligence ou l'instinct disparaissent
les premiers; la sensibilité s'éteint en suivant une mar-

che ascendante et centripète : des extrémités inférieures l'anesthésie gagne les membres antérieurs et envahit en dernier lieu la région cervicale) ; le bulbe a conservé jusqu'à ce moment ses fonctions et a entretenu les mouvements thoraciques ; enfin le cœur, dont les battements sont devenus précipités, est l'*ultimum moriens*.

Des causes proprement dites (causes médiates) *de la mort.* — La mort par arrêt de la circulation ayant pour causes efficientes la suppression des propriétés de quantité et de mouvement du sang, la mort par altération du sang ayant pour cause efficiente la suppression de la propriété de qualité du sang, tous les troubles morbides causes de mort peuvent être groupés ainsi qu'il suit :

1° *Mort par arrêt de la circulation* ou *mort par l'appareil vasculaire.*

A. Par le cœur proprement dit.

    a. Le cœur étant malade.

        a'. La cause déterminante se produisant dans le cœur :
Mort par rupture du cœur dans la dégénérescence du muscle cardiaque (intoxication par alcool, phosphore, arsenic, sublimé, etc.; maladies infectieuses, état cachectique [1]), rupture du cœur dans la myocardite, l'abcès, l'anévrysme du cœur, etc.

---

1. Ces dégénérescences sont bien dues à des altérations du sang et devraient par suite être classées avec la mort par altération du sang ; mais c'est la rupture qui, en supprimant la propriété de mouvement du sang, détermine la mort. Ces altérations ne sont pas complètes, comme celles qui amènent la mort par la suppression de la qualité du sang ; elles sont encore compatibles avec la vie tant qu'elles ne se traduisent que par des troubles nutritifs ; il y a du reste à remarquer que si elles ne tuaient pas par le cœur, elles finiraient par tuer par empoisonnement, par suppression de la propriété de qualité du sang.

Mort par altération du muscle cardiaque (insuffisance de contractilité du cœur, asystolie, finalement paralysie du cœur) : les dégénérescences graisseuses, les lésions valvulaires [1], les maladies infectieuses [2], l'inflammation du cœur et de ses enveloppes, surtout à l'état aigu grave, etc., peuvent par syncope déterminer la mort. Dans beaucoup de ces maladies, la dilatation du cœur (ectasie) est habituelle.

Mort par surcharge ou obstacle des cavités du cœur ; les caillots développés sur place et intriqués dans les cordages tendineux, les colonnes charnues déchirées, les concrétions sanguines, les végétations, etc., peuvent venir boucher un orifice valvulaire, s'y engager et n'en être plus chassés, les contractions du cœur étant insuffisantes.

Mort par compression mécanique du cœur par des épanchements ou des néoplasmes : compression par l'épanchement dans la péricardite aiguë, à forme paralytique ; compression dans les lésions valvulaires et principalement dans l'insuffisance aortique par une dilatation athéromateuse de l'aorte, par un anévrysme de l'aorte thoracique.

Mort par oblitération des vaisseaux nourriciers du cœur, etc.

a". Le cœur étant malade, mais la cause déterminante étant en dehors du cœur :

Mort par modifications dans la circulation de la moelle et de la moelle allongée : hyperémie veineuse et anémie artérielle [3], lésions valvulaires.

---

1. Les lésions valvulaires sont, à moins que le muscle cardiaque ne soit altéré, moins sujettes à déterminer directement l'arrêt du cœur par défaut de contractilité de ses fibres que par modifications dans la circulation cérébrale (moelle allongée). La mort se fait dans ce cas par l'appareil pulmonaire et par l'appareil circulatoire, voir à *Mort rapide.*

2. Les typhus, les fièvres infectieuses, et en général les maladies fébriles adynamiques, l'insolation, peuvent, par l'élévation de la température, déterminer le ramollissement du cœur (diminution de cohésion et de résistance du tissu).

3. La mort par hyperémie veineuse et par anémie artérielle des centres nerveux est classée ici, et non à la mort par altération du sang, parce qu'elle est due à des troubles circulatoires dont le cœur est généralement la cause, et quand, par exception, l'hyperémie veineuse ou l'anémie artérielle sont causées par un obstacle dans la circulation des centres nerveux, l'altération du sang ne porte que sur la circulation locale et non sur la circulation générale. Si la mort par stase veineuse et par anémie artérielle était classée avec la mort

Mort par embolies : embolie du cerveau, embolie du poumon [1],
dues surtout à l'endocardite, à la myocardite, aux débris de
valvules, etc.

Etc., etc.

  b. Le cœur pouvant être sain [2]. — Mort par accès d'angine de
poitrine, mort dans le cours de la goutte, mort par actions
réflexes transmises par les nerfs pneumogastriques, émotions
violentes [3]; mort par les *embolies* [4], notamment les embolies
faisant brusquement irruption dans les cavités du cœur
(provenant des veines périphériques; le cœur est généralement malade, à part cas de phlébite, etc.); mort par traumatisme du cœur; etc., etc.

B. Par les vaisseaux sanguins. — Mort par hémorrhagies internes,
rupture d'un anévrysme, le traumatisme, les morts violentes, etc.

2° *Mort par altération du sang.*

A. Par altération primitive du sang (l'appareil pulmonaire n'étant
pas en cause).

  a. Empoisonnement du sang. — Le poison ayant été ingéré ou
respiré (notamment les milieux irrespirables); altération du
sang dans les maladies infectieuses; rétention de certains
principes excrémentitiels, etc., etc. [5]

par altération du sang, elle le serait non parce que le sang est altéré
au point de déterminer la mort, mais parce que les troubles nutritifs
apportés dans les centres nerveux déterminent la perturbation de
l'appareil qu'ils commandent, laquelle perturbation, jointe aux troubles dans la circulation, détermine la mort.

1. C'est dans le cœur que ces embolies se sont formées, et elles tuent
non par le cerveau, non par le poumon, mais bien par arrêt du cœur.
Il va de soi que les embolies des petits vaisseaux, ne déterminant que
des phénomènes morbides et non la mort, ne doivent pas figurer
dans ce tableau.

2. Conséquemment, la cause pouvant être en dehors du cœur.

3. Chez des individus dont la nutrition des tissus est profondément
troublée, individus atteints des grandes névroses; ces morts sont
exceptionnelles.

4. L'embolie de ces cas ne vient plus du cœur, elle s'est formée
dans les départements vasculaires.

5. Tous ces empoisonnements, quand ils n'ont pas tué par lésions
du cœur ou des vaisseaux, par lésions de l'appareil pulmonaire,
tuent directement par le sang par la suppression de sa propriété de
qualité (composition chimique, sang oxygéné).

B. Par altération consécutive du sang, le fonctionnement de l'appareil pulmonaire venant à manquer.

    a. L'appareil pulmonaire pouvant être sain. — Traumatisme; immersion dans un milieu solide ou liquide; corps étrangers solides ou liquides ayant pénétré dans le larynx, la trachée ou les bronches; obstacles mécaniques situés en dehors des voies aériennes (compression de la trachée-artère ou des grosses bronches par des ganglions engorgés, par une tumeur anévrysmale, un goître, un phlegmon, des corps étrangers arrêtés dans l'œsophage, — pendaison, strangulation).

    b. Le poumon étant malade. — Œdème du poumon, congestions généralisées, apoplexie, hypostase, etc. [1].

    c. Les voies aériennes étant malades. — Maladies du larynx, œdème, croup, polypes, maladie des bronches, bronchite capillaire, etc.

    d. Les nerfs et les centres nerveux de l'appareil pulmonaire étant lésés. — Lésions cérébrales, hémorrhagies et ramollissements, retentissant par troubles circulatoires sur l'origine du pneumogastrique et le centre bulbaire. Lésions du bulbe rachidien atteignant (secondairement) le centre respiratoire et l'origine des nerfs pneumogastriques (hémorrhagies, embolies, ramollissements, scléroses, atrophie parenchymateuse des cellules). Paralysie des muscles de la glotte, des muscles thoraciques, du diaphragme (lésions ou compressions des nerfs spinal, pneumogastrique, phrénique) [2].

Les causes des trois genres de mort dits rapide, subite, lente, genres établis sur la durée du mécanisme de la mort, se prêtent très-bien à un classement basé sur la suppression de chacune des propriétés du sang.

1° La mort subite est déterminée par : la rupture du cœur, l'altération du tissu cardiaque (résultat de mala-

---

1. Le sang n'est pas notablement altéré dans le poumon, mais la maladie du poumon empêche l'accès de l'air et détermine consécutivement l'altération du sang. Le ralentissement du sang qui résulte de ces congestions vient s'ajouter à la modification de composition pour précipiter l'issue fatale.

2. Toutes ces lésions se font par troubles nutritifs des tissus.

dies aiguës ou chroniques), les obstacles nés sur place
des cavités du cœur, les compressions mécaniques du
cœur malade par des épanchements ou des néoplasmes,
— morts dont la maladie du cœur a été la cause effective ; les accès d'angine de poitrine, de goutte, les
actions réflexes, les embolies, le traumatisme, — morts
dont la cause déterminante était en dehors du cœur ;
les hémorrhagies internes, la rupture d'un anévrysme,
le traumatisme des grosses artères, les morts violentes,
— morts dont la cause déterminante était dans les vaisseaux.

On voit par là que les causes de mort subite tiennent
toutes à l'appareil vasculaire. Que le désordre cause de
la mort se passe en effet dans la circulation cérébrale,
dans la circulation pulmonaire, la circulation des membres, la mort n'en est pas moins due à un trouble dans
la circulation, trouble amenant l'arrêt du cœur ; l'effet
ne retentit pas sur l'organe cerveau, poumon, etc.,
mais bien sur la circulation générale, sur le cœur. Il y
a une seule exception en faveur de l'anémie artérielle
des centres bulbaires dont l'action retentit sur l'appareil respiratoire et détermine, conjointement aux troubles vasculaires (centres des vaso-moteurs, origine des
pneumogastriques cardiaques), la mort subite.

La mort par l'appareil circulatoire (avons-nous besoin
de le répéter) est la mort par la suppression de la propriété de quantité, de la propriété de mouvement du
sang.

2° Les causes de la mort rapide sont : dans l'appareil
vasculaire, l'hyperémie veineuse des centres nerveux

des appareils de la vie organique (dont les deux appareils vasculaire et pulmonaire sont les représentants) ; les lésions valvulaires ; les affections primitives ou secondaires du cœur et des vaisseaux ; les troubles des circulations locales, résultat de tumeurs, maladies, corps étrangers, etc., pouvant retentir sur les centres nerveux et sur l'origine des nerfs de la vie organique (congestion cérébrale, apoplexies cérébrale et méningée, méningite, abcès et corps étrangers du cerveau, ramollissement cérébral, tumeurs du cerveau et de la dure-mère, etc.); — dans l'appareil pulmonaire, la congestion bulbaire [1], la congestion pulmonaire, l'apoplexie pulmonaire, l'asphyxie bronchique des vieillards, l'hémoptysie, les polypes du larynx, les corps étrangers dans les voies respiratoires, l'immersion, l'empoisonnement aigu du sang (agissant sur les centres des appareils pour supprimer leur fonctionnement), etc.

Toutes ces maladies, causes de mort rapide, se passent dans l'un ou l'autre des deux appareils ou empruntent l'un et l'autre pour produire ce genre de mort ; en effet, le trouble dans la circulation n'est pas suffisant pour arrêter le cœur, et la circulation continue, quoique plus lentement ; d'autre part, le trouble local (exemple : stase veineuse) entraîne des désordres nutritifs de l'organe dans lequel il a lieu, désordres qui réagissent sur tout l'appareil si ce sont les centres nerveux qui sont intéressés, et les deux causes combinées peuvent entraîner la mort. Sont-ce les centres de l'appareil vascu-

---

1. Les hémorrhagies bulbaires seraient cause de mort subite; mais ces hémorrhagies sont exceptionnelles.

laire, la circulation ne tarde pas à s'arrêter ; est-ce le centre respiratoire, la fonction pulmonaire est pervertie et s'arrêtera dans un temps d'autant plus prochain que le sang lui arrive plus lentement. Il y a à remarquer que si le sang était complètement désoxygéné, la mort serait foudroyante dans ces cas ; mais l'altération du sang ne s'accentue que progressivement.

C'est précisément l'intervention de l'appareil circulatoire qui fait que la mort est rapide.

3° Les causes de la mort lente se trouvent toujours dans l'appareil pulmonaire ; ce sont la plupart de celles signalées dans notre tableau. Dans quelques-unes de ces causes (immersion, etc.), la mort n'est plus lente, mais rapide, parce que la propriété de mouvement s'affaiblit concurremment avec la propriété de qualité (sang oxygéné), autrement dit la perte de la propriété de mouvement est plus précoce. — A vrai dire, tout l'organisme concourt à ce genre de mort lente.

Le temps qui s'écoule entre la suppression de la propriété de qualité (composition chimique entretenue par l'appareil pulmonaire) et la suppression des autres propriétés de quantité (entretenue par le système glandulaire) et de mouvement (appareil vasculaire) est connu sous le nom d'*agonie*.

De toutes ces causes, il ressort que le trouble déterminant l'issue fatale est uniquement dans la perversion de la nutrition de l'organe qui produit la mort, lequel organe, objet primitif ou secondaire de la lésion, n'a été éprouvé de cette façon que par suite de perturbation générale de l'organisme. Dans les morts dites rapide et lente, cette manière de voir est évidente ; dans la mort subite, la nutrition est encore formellement en cause, car, quand les modifications des tissus voisins ne le produisent pas, le trouble circulatoire naît lui-même du trouble nutritif d'une partie du système vasculaire, soit que la paroi du vaisseau fasse les frais de l'altération, ou que ce soit la paroi du cœur.

A ce propros, il y a une question extrêmement délicate à soulever : La vie n'ayant lieu que par la nutrition des éléments anatomiques [1] et cessant par la suppression de cette nutrition, d'autre part la destruction et la rénovation incessantes des éléments anatomiques étant un acte d'organisme vivant, la maladie résulte-t-elle seulement du trouble apporté dans la nutrition de l'organe qui en fait l'objet ? — En exceptant, naturellement, les anomalies (germes morbides) inhérentes aux éléments anatomiques, anomalies nées avec eux, transmises qu'elles sont des parents, état qui tient de la cellule fécondée elle-même (c'est-à-dire du père et de la mère et de leur milieu intérieur) et qui est parachevé par le milieu présidant au développement de cet œuf, le sang de la mère ; dans ces conditions, les troubles nutritifs, qui généralement portent plus spécialement sur tel ou

1. La cellule fécondée possède en elle-même le développement et la vie de l'être, mais elle ne peut manifester ces propriétés que si elle est constamment nourrie ; le sang de la mère y pourvoit. Quand l'être doit chercher sa nutrition dans les milieux extérieurs, son sang (voy. p. 30) possède de toutes pièces les propriétés du sang de la mère. Si bien que le fonctionnement (propriétés spéciales) des éléments anatomiques s'est toujours fait sous l'influence du sang ; ce fonctionnement n'a plus qu'à maintenir au sang ses propriétés.

tel tissu ou système de tissu, sont permanents, ou se réveilleront à une époque plus ou moins fixe à la moindre cause occasionnelle. — Quoi qu'il soit de cette question, il y a cette proposition qu'on pourrait ériger en axiome : toute maladie, avant d'atteindre le fonctionnement d'un organe, atteint sa nutrition.

Mort subite. — Pour passer sans transition de l'état de vie à l'état de mort, il faut que le cœur, dont les battements avaient encore la minute d'avant leur rhythme habituel, cesse tout à coup et tout à fait de battre. On ne peut mourir subitement qu'à cette condition. Or aucun phénomène autre que celui de la syncope n'étant chez le vivant caractérisé momentanément par la cessation brusque des battements du cœur et une syncope prolongée étant fatalement mortelle, on dit, en ne tenant pas compte de la cause, la mort subite ne se faire que par syncope et conséquemment que par le cœur. L'anatomie pathologique vérifie que le cœur peut toujours être incriminé.

Pour s'arrêter ainsi dans son fonctionnement, le cœur doit être ou malade, ou l'objet de traumatisme, ou impressionné secondairement par des modifications exceptionnelles venant de se produire dans la circulation d'un point quelconque de l'organisme [1]. La mort subite n'est

---

1. Nous disons bien « dans la circulation d'un point quelconque de l'organisme » et non pas « qui aurait pu se produire dans un organe déjà altéré », ce que nous aurions pu ajouter. Car, que le cœur soit sain et que l'on ne trouve pas à l'autopsie de lésion suffisante pour expliquer la mort, en un mot qu'on attribue la mort à une action nerveuse, il est impossible que le trouble qui la détermine n'ait pas porté primitivement sur la nutrition de l'organe et conséquemment sur sa circulation.

donc que le résultat de la maladie connue, soupçonnée ou non, dont était atteinte la victime. Ce qui revient à dire que l'homme se portant réellement bien, celui dont les organes sont indemnes d'altérations morbides, celui dont le système nerveux est bien équilibré, ne peut, s'il ne s'expose pas au traumatisme, mourir de mort subite.

Les symptômes de ce genre de mort se passent de façon si rapide qu'à peine l'entourage a le temps de les constater. Qu'il ait ou non présenté les signes extérieurs d'un parfait état de santé, l'individu frappé pousse un cri, tombe ou se renverse et a vécu ; la face pâlit, le pouls s'efface, les battements du cœur faiblissent pour cesser complétement après quelques instants ou quelques minutes [1].

Parmi les différentes causes de mort subite exposées, celles qui appartiennent à la *rupture du cœur* étant les moins familières aux élèves, nous allons en dire quelques mots.

Le cœur sain ne peut se rompre même par les plus violents efforts musculaires, et, à moins d'accident traumatique (chute d'un lieu élevé, coup de pied de cheval, passage d'une roue de voiture, etc.), il faut pour sa rup-

---

1. Y a-t-il à établir une distinction entre la mort foudroyante et la mort subite ? Cette dernière s'accompagne d'une syncope prolongée qui est déjà la mort, dans la première la mort est si instantanée que la syncope n'existe pour ainsi dire pas. C'est la durée de la syncope qui établira la distinction, très-inutile à faire du reste, car dans les deux cas on est frappé brusquement de syncope, et les symptômes prémonitoires ne sont pas de la syncope. Après la cessation des signes de vie, il y a entre ces deux états la différence qui existe entre la mort réelle et la mort apparente qui doit fatalement aboutir à la mort réelle.

ture que son tissu ait été altéré par la maladie , qu'il ait subi une dégénérescence, — et dans ce cas l'altération est généralement progressive et lente, — ou qu'il soit atteint d'inflammation proprement dite (myocardite, endo-péricardite) ou le siège de tumeur (anévrysme, abcès) ; la dilatation du cœur (ectasie) et l'amincissement de ses parois sont fréquents avec ces troubles.

De toutes les variétés de dégénérescence dont peut être atteint le cœur, la plus commune et celle qui soit en quelque sorte exclusive aux ruptures est la dégénérescence graisseuse. Elle est diffuse ou circonscrite et déterminée par insuffisance de la nutrition générale ou par trouble de la nutrition propre de l'organe (compression , irritation de la fibre musculaire).

Tout ce qui anormalement ralentit d'une façon durable le fonctionnement du cœur, tout ce qui le comprime en partie depuis un certain temps , tout ce qui modifie la circulation propre du cœur peut être cause de dégénérescence ; c'est ainsi qu'agissent le liquide de la péricardite chronique, les tumeurs des régions circonvoisines, toutes les lésions valvulaires, la thrombose des artères coronaires [1] ; ce sont là les causes locales de la dégénérescence graisseuse et elles entraînent plus souvent de la dégénérescence partielle. Les causes générales sont dues soit à une intoxication, telles sont les

---

1. On remarquera que dans plusieurs de ces cas le cœur ne subit la dégénérescence et ne peut être cause de mort que de façon indirecte ; son action n'est plus primitive ; mais la mort se fait toujours par lui ; la rupture du cœur est en réalité la cause de la mort. — Dans la thrombose des artères coronaires, ce sont souvent des embolies venant du poumon gangréné.

altérations du sang par les virus, soit à l'insuffisance de
la nutrition générale, comme dans les états cachecti-
ques entretenus par la diathèse; toutes ces affections
déterminent plus particulièrement de la dégénérescence
graisseuse diffuse, laquelle se montre de préférence
dans le ventricule gauche. — Parmi les poisons causes
d'intoxication, l'alcool a une action des plus marquées,
et, en raison de l'abus progressif des boissons spiri-
tueuses, on peut se demander si les cas de rupture du
cœur ne sont pas plus nombreux aujourd'hui qu'autrefois [1]. Après l'alcool vient le phosphore, dont les vic-
times sont surtout des ouvriers employés à la fabrica-
tion des allumettes chimiques; les autres substances
toxiques, acides caustiques, arsenic, sublimé, antimoine,
oxyde de carbone, éther, chloroforme, jouent un rôle
bien moindre dans la fréquence de la rupture; si l'on
en excepte l'alcool, la dégénérescence graisseuse que
déterminent ces poisons n'a plus la marche lente et
progressive habituelle, elle évolue très-rapidement, elle
est comme aiguë et se rapproche ainsi de la myocardite.

La rupture du cœur a lieu également par l'inflammation de son tissu, autrement dit par la myocardite, et
par les complications de cette inflammation, les tumeurs, notamment l'anévrysme.

La myocardite est aiguë — et dans ce cas elle frappe
surtout les individus jeunes, depuis l'enfance jusqu'à
30 ans, de préférence le sexe masculin — ou chroni-

---

1. Chapitre *Alcoolisme* (pages 98 et 114) de notre petit ouvrage qui
vient de paraître : *des Agents perturbateurs du développement de la
jeunesse*, Paris, chez O. Doin.

que (hyperplasie du tissu conjonctif, dégénérescence fibreuse), et elle est alors l'apanage des vieillards. Primitive, elle reconnaît pour cause une chute, un coup, peut-être le refroidissement, mais le plus souvent la cause occasionnelle échappe ; secondaire, elle succède à l'endocardite, à la péricardite, se présente dans le cours d'un rhumatisme articulaire aigu grave, ou quelquefois à la suite d'une maladie infectieuse (fièvre puerpérale, fièvres exanthématiques, pyohémie ; la myocardite est souvent alors le résultat d'abcès métastatiques ou d'embolies dans les artères coronaires) ; la syphilis peut déterminer de la myocardite chronique. Dans la forme aiguë, les terminaisons possibles sont la rupture du cœur, l'ouverture d'un abcès dans l'une des cavités, des embolies multiples, l'anévrysme ; dans la forme chronique, la rupture du cœur est la règle.

L'anévrysme du cœur, qui n'est ni l'hypertrophie ni la dilatation du cœur, comme l'admettaient les anciens, reconnaît pour cause la myocardite et plus rarement l'endocardite, souvent aussi l'altération fibreuse du tissu musculaire, résultat d'une phlegmasie chronique, et quelquefois la dégénérescence graisseuse. Le rhumatisme, la goutte, l'alcoolisme ont été signalés comme les causes réelles de l'anévrysme ; mais mieux est de dire qu'ils sont les causes productrices des altérations du cœur dont l'anévrysme est la conséquence. L'anévrysme se montre plutôt chez les vieillards. — La rupture est la terminaison fréquente.

Le tableau suivant résume les différentes causes de rupture du cœur :

RUPTURES TRAUMATIQUES	DANS LA DÉGÉNÉRESCENCE DU TISSU MUSCULAIRE DU CŒUR ET PRINCIPALEMENT DANS LA DÉGÉNÉRESCENCE GRAISSEUSE							MYOCARDITE ET ABCÈS DU CŒUR				ANÉVRYSME
	Dégénérescences dues aux altérations du sang				Dégénérescence due à une action mécanique.	Dégénérescence due à des troubles dans la circulation générale et dans la circulation propre du cœur.	États cachectiques.	Aiguë		Chronique.		
	Par certains poisons.		Par les maladies infectieuses.	Par hépatite parenchymateuse.								
	Alcoolisme.	Phosphore, acides caustiques, arsenic, sublimé, antimoine, oxyde de carbone, éther, chloroforme.						Primitive.	Secondaire.	Simple.	Syphilitique.	
Chute d'un lieu élevé, coup de pied de cheval, passage d'une roue de voiture; coup de feu; etc.	Dégénérescence à marche lente.	Dégénérescence à marche rapide.	Pyohémie, fièvres exanthématiques, fièvres puerpérales, etc.		Compres. du tissu card. par les tumeurs des régions circonvoisines, par le liquide de la péricardite chron., etc.	Toutes les lésions valvulaires, et thrombose des artères (avec ramollissement secondaire du tissu).	Cachexie des cancéreux, des tuberculeux, etc., cachexie des diathésiques.	Chute, coup, refroidissement.	Succéd[t] à endoc., péricard., rhumat. grave, dans les mal. infectieuses.	Succède à endocardite.		

La rupture du cœur proprement dite est relativement
rare; celle par traumatisme est bien plus rare. De toutes
les causes de rupture du cœur, la dégénérescence est
la plus fréquente, après elle, vient la myocardite; l'anévrysme, réputé si fréquent dans le public, ne vient qu'en
dernier lieu. Le mécanisme de la mort par rupture du
cœur est facile à concevoir : le sang s'épanche au dehors de la cavité déchirée; il s'accumule rapidement dans
le péricarde; le cœur est comprimé et s'arrête. Sauf les
cas de traumatisme, la mort par rupture du cœur, in-
connue dans l'enfance, excessivement rare dans l'ado-
lescence, se rencontre surtout chez les vieillards. Les
hommes y sont plus sujets que les femmes. La déchi-
rure survient tantôt pendant que l'organe fonctionne
plus énergiquement, tantôt sans cause connue, et on cite
le cas d'individus qui auraient été frappés pendant le
sommeil; elle occupe le plus souvent le ventricule
gauche et surtout sa paroi antérieure.

. . . .

... Nous nous en tiendrons là dans l'exposé des troubles morbides causes médiates de mort; par ces quelques explications, nous n'avons cherché qu'à indiquer
comment on pourrait compléter cette étude, notre seul
désir en effet étant de bien faire comprendre les vues
qui nous ont guidé dans ce travail et d'en bien faire
saisir l'esprit.

Terminons donc en disant :

La cause de la mort est une, comme la cause de la
vie est une; l'une et l'autre n'ont recours qu'à un agent

pour manifester leur état. Dans l'état de vie, le sang, jouissant de ses trois propriétés de quantité, de qualité, de mouvement, permet aux éléments anatomiques de manifester de leurs propriétés spéciales et aux tissus de leurs propriétés d'ordres physique, chimique et mécanique; c'est à cette condition que fonctionnent les organes, les appareils dont le seul usage dans la série animale est de maintenir au sang ses propriétés de quantité, de qualité et de mouvement, de même que ces organes ont fonctionné dès leur constitution, dès l'origine de l'être, grâce encore au sang, celui de la mère; — le sang de l'être dès son apparition est la reproduction du sang de la mère; les propriétés dont il jouit, et qu'à aucune époque de sa vie il ne peut perdre sans cesser d'exister, lui viennent directement du sang de la mère et non du fonctionnement des organes qu'il est chargé de faire mouvoir. — Dans l'état de mort, une des propriétés du sang disparaît, la perte des deux autres suit, et l'être a vécu. La maladie cause de la suppression de cette propriété tient toujours à un trouble de la nutrition, conséquemment au sang; quand la mort est due au traumatisme, ce sont surtout les propriétés de quantité et de mouvement qui sont en cause.

Tous les êtres du règne animal sont soumis à la loi des propriétés physico-chimiques du liquide ou de la substance tenant lieu de leur milieu intérieur.

La vie est donc une propriété de la matière organisée mise en état de la manifester par le fait du contact du sang jouissant de ses propriétés (le sang résume les conditions de milieux extérieurs).

La perte de la constitution chimique de l'organisation ou de ses dispositions morphologiques, caractérisant la mort, est produite par les modifications du sang.

FIN.

TABLE DES MATIÈRES

FIN DE LA TABLE DES MATIÈRES.

www.ingramcontent.com/pod-product-compliance
Lightning Source LLC
Chambersburg PA
CBHW061734050726

47598CB00002B/484